Schuhler • Vogelgesang

Abschalten statt Abdriften

Petra Schuhler • Monika Vogelgesang

Abschalten statt Abdriften

Wege aus dem krankhaften Gebrauch von PC und Internet

Mit Online-Materialien

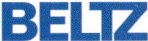

Anschrift der Autorinnen:

Dr. Petra Schuhler
AHG Klinik Münchwies
Turmstr. 50–58
D-66540 Neunkirchen
E-Mail: pschuhler@ahg.de

Dr. Monika Vogelgesang
AHG Klinik Münchwies
Turmstr. 50–58
D-66540 Neunkirchen
E-Mail: mvogelgesang@ahg.de

1. Auflage 2011

© Beltz Verlag, Weinheim, Basel 2011
Programm PVU Psychologie Verlags Union
http://www.beltz.de

© Illustrationen: Marco Flatau
© Fotos: Manfred Gortner, wenn nicht anders angegeben
Produzent des Kurzfilms zum Buch (in den Online-Materialien):
Paul-Richard Frank, PROVimage Filmproduktion und Mediendienstleistungen
Lektorat: Karin Ohms
Herstellung: Uta Euler
Reihengestaltung: Federico Luci, Odenthal
Umschlagbild: Veer, © AYP1354694, nach einer Idee von Annette Wagner
Satz und Bindung: Beltz Bad Langensalza GmbH, Bad Langensalza
Druck: Beltz Druckpartner GmbH & Co.KG., Hemsbach

Printed in Germany

ISBN 978-3-621-27780-8

Inhalt

Vorwort

»Haben wir PC und Internet oder haben PC und Internet uns?«
Horst Baumeister

Abschalten oder Abdriften? Sicher und geborgen in der Realität oder verloren in virtuellen Welten? – An diesem Scheideweg stehen immer mehr Menschen, die zu viel Zeit außerhalb ihres Berufs oder ihrer Ausbildung mit PC-/Internet-Aktivitäten verbringen. Die Behandlungsbedürftigkeit steigt fortwährend an, während Beratung und Therapie noch nicht in dem Maß zur Verfügung stehen, wie das wünschenswert ist. Deshalb ist Aufklärung dringend geboten. Wir möchten mit diesem Buch dazu einen Beitrag leisten, dass therapeutische Hilfe besser in Anspruch genommen werden kann. In diesem Sinn wollen wir Betroffene und deren Angehörige unterstützen, Wege aus dem krankhaften Umgang mit PC und Internet zu finden.

Wir wollen Ihnen helfen, Ihren Umgang mit PC und Internet auf eine vernünftige Basis zu stellen, d. h., diese so zu nutzen, dass Sie nicht krank werden. In erster Linie haben wir dieses Buch nämlich für Patienten geschrieben, die schon in Psychotherapie wegen ihres PC-/Internet-Problems sind. Es ist deshalb vor allem ein Therapiebegleiter für Patienten.

Das Buch kann aber auch für Menschen nützlich sein, die (noch) nicht in Psychotherapie sind, aber sich über die Art und Weise ihres PC-Internet-Gebrauchs Sorgen machen und Informationen von Expertinnen zu diesem Thema suchen. Schließlich können auch Angehörige davon profitieren, die befürchten, dass ein Verwandter oder Partner nicht mehr Herr über seinen PC-/Internet-Gebrauch ist.

Das Buch ist auf der Basis einer recht langen klinischen Erfahrung mit Patienten und Patientinnen entstanden, die vom krankhaften PC-/Internet-Gebrauch betroffen sind. 1998 haben wir den ersten Patienten in unserer Klink behandelt, dem viele gefolgt sind. Einen sprunghaften Anstieg der Patientenzahl hatten wir im Jahr 2006 zu verzeichnen und seither behandeln wir mehr als 50 betroffene Patienten pro Jahr. Ohne diese Erfahrung hätte dieses Buch nicht geschrieben werden können und deshalb gilt unser erster Dank diesen Männern und Frauen, die uns Einblick haben nehmen lassen in ihr Problem, mit uns die Wege hinaus aus dem krankhaften PC-/Internet-Gebrauch erkundet und uns manchen Tagebuchausschnitt oder sogar ein kleines Gedicht zum Thema zur Verfügung gestellt haben.

Das Buch enthält ungewöhnlich viel anschauliches Material. Das hat einen besonderen Grund: Für uns alle prägen sich Dinge, die ansprechend und aussagekräftig dargeboten werden, besser ein, weil sich unsere Fantasie daran entzündet. Wir sinnen darüber, halten belustigt oder aufmerksam inne. Wir beschäftigen uns mit einem nicht von anderen von vornherein festgelegten Aspekt des Sachverhaltes und prägen ihn uns deshalb besser ein. Das gilt insbesondere für jene, die sich schon lange (und oft nahezu ausschließlich) virtuellen Reizen aus der Computerwelt ausgesetzt haben. Deshalb haben wir dieses Buch mit vielen Fotos, Zeichnungen und Sprachbildern gestaltet, die in großem Umfang in das Buch eingegangen sind. Das gesamte Material finden Sie als Download über die Verlagshomepage http://www.beltz.de.

Wir bedanken uns bei unseren Kollegen und unserer Kollegin Holger Feindel, Iris Bähr und Udo Weber, die in die klinische Arbeit mit krankhaftem PC-/Internet-Gebrauch in unserem Haus eingebunden sind. Die gemeinsame therapeutische Arbeit hat uns bereichert. Besonderer Dank gebührt unseren Kollegen Manfred Gortner und Marco Flatau, die aus klinischer Perspektive die Fotografien und Zeichnungen angefertigt haben. Für Sie haben wir die Materialien zusammengestellt, die unsere Patienten am meisten angesprochen haben.

Das Buch ist folgendermaßen aufgebaut: An den Anfang haben wir die Auseinandersetzung mit den Kriterien für den normalen und krankhaften Umgang mit PC und Internet gestellt. Daran schließen sich Brennpunkte der Problematik an, allen voran das Auseinanderdriften im Erleben der eigenen Person in der virtuellen Welt im Vergleich mit der Realität. Das Buch enthält darüber hinaus Tests und Übungen, Anregungen zum (auch schriftlichen) Nachdenken und Fühlen, sowie ein »Vademecum«, ein »Geh-mit-mir« in Form eines Wörterbuchs der besonderen Art: Wir übersetzen die zumeist englischen Spiel-, Chat- und Surfbegriffe, die häufig vorkommen, nicht einfach nur ins Deutsche, sondern erklären deren psychologische Wirkung auf Erleben und Verhalten. Wir erhoffen uns, dass Sie auch dadurch besonders angeregt werden zu verstehen, wie sich das mediale Angebot auf uns auswirken kann. Zur Illustrierung der nicht einfachen Sachverhalte nutzen wir die echten Erfahrungen von mehr als 70 Menschen, die vom krankhaften PC-/Internet-Gebrauch betroffen waren. Wir haben zehn dieser Behandlungen, die wir geführt haben, in Ausschnitten zu Protokollen zusammengefasst, die Sie in den einzelnen Kapiteln finden. Die Namen und andere Einzelheiten, die Rückschlüsse auf die tatsächliche Person erlauben würden, sind natürlich verändert, aber das, was erzählt wird, ist wirklich so passiert.

Das Buch besteht aus vier Rubriken:
(1) Den Sachtexten,
(2) dann den Materialien zum Bearbeiten,
(3) sowie aus Tipps und Empfehlungen, die jeweils mit »Machen Sie das Beste aus ...« überschrieben sind und
(4) schließlich aus dem Ratgeber zum Mitnehmen, dem Vademecum.
Bei der Rubrik »Machen Sie das Beste aus ...« haben wir uns von dem Buch von John Oldham und Lois Morris anregen lassen, die diese gute Idee bei ihrem anregenden Buch *Ihr Persönlichkeitsporträt* anschaulich umgesetzt haben. Inspiriert hat uns auch das Buch von Johannes Lindenmeyer »Lieber schlau als blau«. Die genauen Angaben finden Sie im Literaturverzeichnis. Zur besseren Orientierung haben wir die Sachtexte orange hervorgehoben, das Arbeitsmaterial grün und das Vademecum lila. So finden Sie sich besser zurecht.

Der als Download zur Verfügung stehende Kurzfilm ist für den Einsatz in Klinik, Therapie und Beratung gedacht, kann aber sicher auch in der Familie Betroffener als

Einstieg in das Thema genutzt werden. Außerdem können Sie die Download-Möglichkeit nutzen, um die Arbeitsmaterialien und Fragebögen, den Selbsterforschungsleitfaden und das Vademecum auszudrucken.

Wir machen Ihnen folgenden Vorschlag zur Nutzung des Buchs: Bearbeiten Sie den Test im Kapitel 2, legen Sie ein Heft zur Selbsterforschung an, lesen Sie das Buch, machen Sie sich Gedanken über die Ergebnisse der Übungen und ziehen Sie die richtigen Schlussfolgerungen. Sie können die einzelnen Kapitel fortlaufend lesen oder mit einem zentralen Problem beginnen, das Sie besonders betrifft, z. B. von der Art und Weise, wie Sie mit sich selbst umgehen. Wir empfehlen aber auf jeden Fall, alle Kapitel zu lesen – gleich in welcher Reihenfolge.

Wenn Sie lernen zu verstehen, wie abträglich sich Computer und Internet für uns auswirken können, werden Sie feststellen, dass Sie wieder die Oberhand gewinnen, langsam wieder Herr im eigenen Haus werden und sich nicht mehr schaden.

Wir bitten um Verständnis dafür, dass wir um der besseren Lesbarkeit willen die weibliche Form verwenden, wenn wir von der therapeutischen Person sprechen (Psychotherapeuten sind selbstverständlich immer mitgemeint), bei Patienten bleiben wir bei der männlichen Form, da zumeist Männer betroffen sind, außer in den Fallprotokollen (dort ist das je zutreffende Geschlecht angegeben).

Wir wünschen allen Lesern und Leserinnen eine anregende und aufschlussreiche Lektüre.

Münchwies, im Frühjahr 2011

Dr. Petra Schuhler
Dr. Monika Vogelgesang

Einführung
Auch die längste Reise beginnt mit dem ersten Schritt

Anleitung zur Nutzung des Buchs

Dieses Buch wurde in erster Linie für Patienten und Patientinnen geschrieben, die sich in einer psychotherapeutischen Behandlung wegen ihres falschen PC-/Internet-Gebrauchs befinden, gerade mit einer Behandlung begonnen haben oder vielleicht insgeheim vermuten, dass sie eine solche Behandlung beginnen sollten. Das Buch eignet sich aber auch für Angehörige und für Psychotherapeutinnen, die eine Behandlung bei Pathologischem PC-/Internet-Gebrauch führen.

Pathologischer PC-/Internet-Gebrauch ist der Fachausdruck, den wir vorziehen vor Begriffen wie »Internetsucht«, »Computersucht«, »Online-Sucht« oder »Medienabhängigkeit«. Trotz des noch uneinheitlich verwendeten Krankheitsbegriffs handelt es sich aber um denselben Problembereich, der in einer entsprechenden Psychotherapie behandelt werden sollte.

Noch zu wenig Betroffene finden den Weg in eine Psychotherapie. Das hat verschiedene Ursachen: Manche wollen noch gar keine Gefahr sehen, obwohl »das Haus schon brennt«.

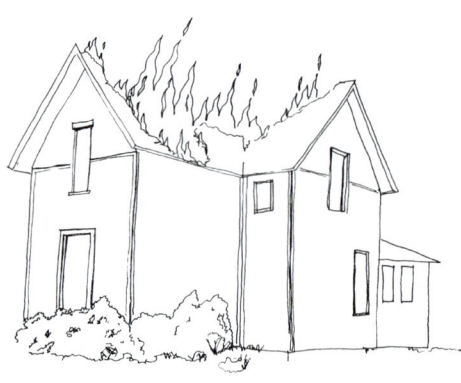

Es fällt in diesen Fällen schwer zu erkennen, dass gegen die Probleme etwas getan werden muss und sich zu entschließen, jetzt etwas dagegen zu tun. Andere suchen schon eine Stelle, die helfen könnte, wenden sich an Beratungsstellen oder Ärztinnen, die aber oft noch zu wenig mit dem neuen Problem vertraut sind. Deshalb kann es einen Wendepunkt in die richtige Richtung »Abschalten« bedeuten, wenn Sie als Betroffener jetzt das Buch in der Hand haben und darin blättern.

Dem Beginn einer Psychotherapie wird gewöhnlich mit gemischten Gefühlen entgegengeblickt. Sie fragen sich vermutlich, was auf Sie zukommt, was Sie aufgeben müssen, was an die Stelle dessen treten wird, das bisher Ihr Leben in PC und Internet ausgemacht hat. Wahrscheinlich haben Sie Zweifel, ob Sie dem Verzicht auf Ihre bevorzugte PC-/Internet-Aktivität, der von Ihnen verlangt wird, gewachsen sein werden? Ob Sie das überhaupt wollen oder doch nur wollen sollen? Ob Sie den Fluchtimpuls in die vertraute PC-/Internet-Welt beherrschen werden können? – Kurz: Der Reiseplan mit dem Fahrzeug »Psychotherapie« stellt sich dem Betroffenen oft als

Unternehmen mit ungewissem Ausgang dar: Schon das Reiseziel ist am Anfang oft wenig verlockend, wenn nur der Verzicht auf das Spielen, Chatten oder Surfen gesehen und noch nicht die neue Lebensqualität, die dadurch gewonnen werden wird. Die Reisestationen sind unbekannt, weil nicht klar erkennbar ist, was zunächst angesteuert wird und was die Etappenziele sind. Und zudem sind die Reiseleiterin, die Therapeutin oder Beraterin, noch fremd, die Qualität und Menge der Reiseverpflegung ungewiss. Das heißt, es kann nicht abgeschätzt werden, was die Therapeutin zur Verfügung stellt, was Sie von ihr erwarten können, gerade auch, wenn es

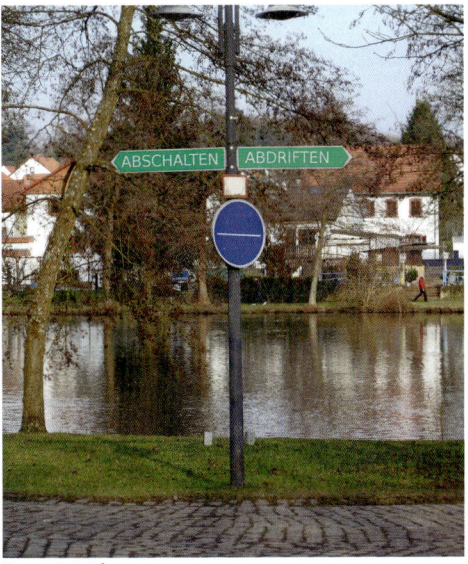

Foto: M. Flatau

schwierig wird, die gemeinsame Reise in unwirtliche Gefilde führt, und Sie eventuell in innere Not kommen und Beistand brauchen werden. Aus all diesen Gründen ist es verständlich, wenn Sie zaudern. Dieses Buch will Ihnen helfen, dennoch die Reise anzutreten.

Welche Ziele können Sie mit diesem Buch verfolgen?

Nur das Buch zu lesen und sonst nichts zu unternehmen, kann nicht die Lösung Ihrer PC-/Internet-Probleme sein. Der Königsweg bei krankhaftem Umgang mit PC und Internet liegt vielmehr in einer Psychotherapie. Das Lesen des Buchs kann Ihnen eine notwendige Psychotherapie in folgender Hinsicht erleichtern:

Sie informieren sich über den möglichen Aufbau einer Psychotherapie. Eine erfolgversprechende Psychotherapie kann inhaltlich wie das Buch aufgebaut sein: Am Anfang empfiehlt sich eine Standortbestimmung hinsichtlich der Schwere und der Ausprägung des PC-/Internet-Problems. Daran schließt sich eine schrittweise Auseinandersetzung mit den zentralen Problembereichen an, die in den krankhaften PC-/Internet-Gebrauch geführt haben. Dabei handelt es sich darum, die individuellen Probleme in der Realität zu erkennen und nachzuvollziehen, wie vom Patienten versucht wurde, diese in der PC-/Internet-Aktivität zu lösen. Über das hohe Risiko dieses Lösungsversuchs war sich der Betroffene in aller Regel nicht im Klaren. Die eigentlichen Gründe, so viel Zeit mit PC und Internet zu verbringen, sind auch bei Beginn der Therapie noch verdeckt und sollten in deren Verlauf behutsam ans Licht gebracht werden. Das ist die Voraussetzung dafür, dass neue Wege zur Lösung der eigentlichen Probleme erschlossen werden können.

Selbstwertprobleme in der realen Welt sind oft Gegenstand der Psychotherapie. Wie viel Selbstachtung jemand für sich in der Realität aufbringt, spielt dann eine große Rolle. Außerdem dreht sich die Therapie um Gefühle: Angst, Wut, Enttäuschung werden zum Thema, aber auch das Vermögen, Freude und Glück zu empfinden. Darüber hinaus werden folgende Probleme beleuchtet: Die Schwierigkeit, sich in der Realität zu etwas aufzuraffen und am Ball zu bleiben, vor allem, wenn es um Leistung und Anstrengung geht. Was kann getan werden, damit in der realen Welt wieder kraftvolles und zielgerichtetes Handeln möglich ist? Weiter geht es darum, Freunde, eine liebevolle Partnerschaft und gute Arbeitskollegen zu finden. Schließlich soll erkundet werden, wie die Realität wieder positiver erlebt werden kann. Dies alles wird eingebunden in den Verzicht auf den *krankhaften* Umgang mit PC und Internet. An dessen Stelle soll ein *medienkompetenter* Umgang treten, d. h., der Patient soll wissen, wie man das Medium nutzen kann, ohne dass es schadet. Und er soll erfahren, wie dieses Wissen in der eigenen Lebensführung umgesetzt werden kann.

Sie eignen sich Wissen an. In den Kapiteln werden psychologische und medizinische Fakten zum Thema dargestellt, die die Wirkung und die Folgen des krankhaften PC-/Internet-Gebrauchs nachvollziehbar machen. Je mehr Sie wissen, desto eher werden Sie wieder zufrieden in der Realität zuhause sein können.

Sie können Impulse zum Nachdenken und Nachempfinden bekommen. In den Kapiteln stehen Materialien, die Sie alle zum Bearbeiten downloaden können. Dabei handelt es sich um Fragebogen, Tests und Aufgabenstellungen. Wenn Sie sich mit diesen Materialien beschäftigen, bekommen Sie Impulse, über Ihr Problem unter einem aufschlussreichen Aspekt nachzudenken. Wir empfehlen die Ergebnisse mit Ihrer Therapeutin zu besprechen. Auf dem Boden dieser Gespräche können Sie Ihrem Therapieziel näher kommen.

Das Buch kann genutzt werden als Begleiter während einer Psychotherapie, sowohl im ambulanten wie im stationären Rahmen, aber auch als vorbereitende Lektüre auf eine Psychotherapie, sowohl für die Betroffenen selbst als auch für deren Angehörige. **Die Lektüre ist aber keinesfalls ein Ersatz für eine Psychotherapie!** Es kann assistieren, unterstützen, behilflich sein, aber nicht allein genügen, wenn sich bereits ein krankhafter Umgang mit PC und Internet eingestellt hat.

Das Lesen des Buchs und die Bearbeitung der Materialen kann Betroffenen in folgender Hinsicht helfen:

► Sie wollen sich auf eine Psychotherapie vorbereiten, die Sie wegen Ihrer Probleme mit PC und Internet anstreben.

► Sie wurden von Ihrer Familie, Ihren Freunden oder Ihrem Arbeitgeber gedrängt, etwas gegen Ihren Umgang mit PC und Internet zu unternehmen, sehen selbst diese Notwendigkeit aber (noch) nicht ein. Sie spüren vielleicht ein gewisses Widerstreben, sind aber doch bereit, dieses Buch zu lesen.

► Das Lesen einzelner Kapitel soll Ihnen die Mitarbeit in Ihrer Psychotherapie erleichtern, wenn es um das Thema des Kapitels geht.

► Sie wollen mit Hilfe der Arbeitsmaterialien, die Sie downloaden, einen bestimmten Aspekt Ihres Problems beleuchten.

► Ihre Angehörigen und damit auch Sie selbst profitieren von dem Buch, weil diese Ihr Problem dann besser verstehen.

Beratungsstellen, Kliniken und psychotherapeutische Praxen können folgende Hilfestellung durch das Buch erwarten:

▶ Patienten können das Buch als bibliotherapeutisches Mittel nutzen, wodurch Beratung und Therapie erleichtert werden können.

▶ Der Kurzfilm als Download kann in der Gruppenarbeit als psychoedukatives Mittel eingesetzt werden.

Hinweise zur Benutzung der Online-Materialien finden Sie hinten im Buch auf S. 172.

1 Wer den Wind des Wandels spürt, kann zaudern oder Segel setzen

Wie die Behandlung seelischer Probleme in einer Psychotherapie helfen kann, den krankhaften Umgang mit PC und Internet zu überwinden

Es ist oft nicht einfach, den Weg in die Psychotherapie zu gehen. Wenn Sie sich aber dazu entschlossen haben, werden Sie gute Gründe dafür haben und eine Veränderung Ihrer persönlichen Probleme mit Hilfe Ihrer Psychotherapeutin anstreben. Dies kann der Beginn einer Entwicklung sein, in deren Verlauf sich Ihre noch schlummernden Kräfte entfalten und sich Ihre Lebensumstände verbessern. Viel hängt von Ihrer »Aufbruchsstimmung« ab, d. h. von Ihrer Entschlossenheit zum Wandel.

Warum sich aufmachen – Wo liegt das Problem?

1998 haben wir den ersten von vielen Patienten behandelt. Seit 2006 ist die Zahl betroffener Patienten und Patientinnen, für die eine Behandlungsnotwendigkeit besteht, kontinuierlich angestiegen. Die Erarbeitung diagnostischen und therapeutischen Wissens war deshalb in dem bislang eher wenig vertrauten Problembereich dringend geboten.

Definition

Wir verstehen den krankhaften Umgang mit PC/Internet nicht etwa nur als eine schlechte Gewohnheit, die sich eingeschlichen hat und die man sich einfach wieder abgewöhnen muss, sondern als eine ernste seelische Erkrankung, die unsere Beziehungen zu anderen Menschen, unseren Antrieb im Leben und vor allem unsere Selbstachtung berührt.

Ausgangspunkt ist die Unterscheidung zwischen normalem, problematischem und pathologischem, also krankhaftem PC-/Internet-Gebrauch in den folgenden Erscheinungsformen

▶ als Gaming, vornehmlich Mehrpersonen-Online-Rollenspiele, Shooter-Spiele, aber auch unvernetzte Konsolen-Spiele
▶ als Chatting, etwa in sozialen Netzwerken
▶ als Surfing, zum Beispiel dem ziellosen Sammeln von Musikdateien, Reisezielen oder Filmen

Eine Psychotherapie kann helfen, wieder zu einem unproblematischen Umgang mit PC und Internet zurückzufinden und die persönlichen Probleme zu lösen, die dazu geführt haben.

Mehr noch als es ohnehin für die psychischen Erkrankungen gilt, ist die PC-/Internet-Problematik Ausdruck einer gesellschaftlichen Entwicklung, die von zunehmender Entwurzelung und Kälte in Familie und Arbeitswelt geprägt ist. Das Angebot in den Online-Rollenspielen, den Chatrooms und Internetforen kann bei besonders empfindsamen Personen zu schweren Beeinträchtigungen führen: Die Betroffenen weisen schwerwiegende Störungen im Alltag und in der beruflichen Leistungsfähigkeit auf. Aus einer im günstigen Fall unproblematischen konstruktiven Versunkenheit im Spiel entwickelt sich ein Verlorensein in der Computerwelt. Bestimmte kennzeichnende Merkmale können auf diesem Irrweg unterschieden werden:

Immersion. An erster Stelle steht das Eintauchen in die PC-Welt, die Immersion, in deren Folge die reale Welt in der persönlichen Werteskala an Bedeutung verliert, während die virtuelle Welt immer wichtiger wird – mit äußerst negativen Folgen für die Lebensfähigkeit des Menschen. Darunter leiden nämlich nicht nur berufliche Leistungsfähigkeit, Beziehungen und Freizeitverhalten, sondern auch weite Bereiche der Persönlichkeit, betroffen sind vor allem Selbstbewusstsein und Kontaktfähigkeit in der realen Welt.

Flow-Erleben. Die Immersion wird begleitet von einem positiven Flow-Erlebnis, d. h. dem berauschenden Gefühl, das einer leidenschaftlichen Schaffenslust ähnlich ist. Das Engagement für die PC-/Internet-Aktivität ist kaum mehr zu bremsen. Deren Anziehungskraft wird immer größer. Betätigungen im wirklichen Leben können immer weniger damit konkurrieren und verlieren zunehmend an Attraktivität. Stundenlang wird gespielt, gechattet und gesurft, scheinbar unermüdlich und mit großer Hingabe. Das führt dazu, dass die Zeit vergessen wird. Und nicht nur die Zeit wird vergessen, sondern auch die Verpflichtungen und die angenehmen Seiten der Realität.

Problematische Realität. Da die reale Welt in den Hintergrund rückt, werden die familiären und sozialen Kontakte unwichtiger. In der Folge leiden die nahen Beziehungen zu Partner, zu Kindern, im Freundes- und Kollegenkreis. Die Leistungsfähigkeit am Arbeitsplatz wird beeinträchtigt, was bis zum Arbeitsplatzverlust führen kann. Zudem entwickeln sich starke Gefühle der Einsamkeit und der Depression nach dem »Wiederauftauchen« in der Realität und der jähen Erkenntnis, dass die Erfolge und das Glück in der PC-/Internet-Welt nicht hinüber gerettet werden können, sondern die Wirklichkeit immer unangenehmer und unattraktiver wird.

Das eigene Ich in der verlockenden Maske des »Avatars« oder in der attraktiven Chat-Person darzustellen – dieser Wunsch kann übermächtig werden. Besonders dann, wenn die Realität von vielen Problemen bestimmt ist, Ängste vorherrschen und Misserfolge verkraftet werden sollen. Im Spiel, im Chat, beim Surfen gelingen die Träume vom Sieg, der Macht, Kontrolle und der vollkommenen Liebe. Offenbar ist die PC-/Internet-Aktivität geeignet, Ängste und Unsicherheitsgefühle, die in der Wirklichkeit angesiedelt sind, vorübergehend zu beschwichtigen. Weil diese Wirkung so flüchtig ist, muss die PC-/Internet-Aktivität immer wieder ausgeführt werden. Im Fall des krankhaften Umgangs damit muss ein hoher Preis gezahlt werden: Risiken für die eigene Entwicklung, viele Nachteile und anhaltende Schäden an Leib und Seele drohen. Doch die innere Bedürftigkeit drängt und die Versuchung, das Verlangen nach Anerkennung, Liebe, Erfolg zu stillen, ist zu groß, als dass ohne Weiteres Nein gesagt werden könnte zu der Befriedigung, die PC und Internet versprechen.

Ideale Selbstdarstellung. Dort ist eine scheinbar ideale Selbstdarstellung möglich, der Mensch kann sich ganz konzentriert auf positive Elemente dem anderen und sich selbst präsentieren. In der virtuellen Welt ist es möglich, schwache Seiten der eigenen Person zu filtern, zu verfälschen, zu beschönigen oder gar scheinbar zur löschen. Zudem gelingt eine Abkehr von belastend erlebter Wirklichkeit, die eine Verleugnung der immer drängenderen Probleme in der Alltagswelt begünstigt. Die ungelösten Schwierigkeiten bleiben in der Folge bestehen und vergrößern sich oftmals, was den Betroffenen dazu bringt, sich noch mehr von der Realität ab und der virtuellen Welt zuzuwenden. Ein Teufelskreis.

Die Erkrankung geht häufig mit weiteren seelischen Problemen einher: übergroßer Angst vor Menschen und tiefen Depressionen, aber auch oft mit Übergewicht und Rückenproblemen, weil der Körper wegen des langen, un-

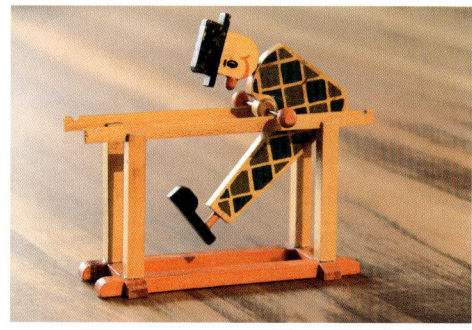
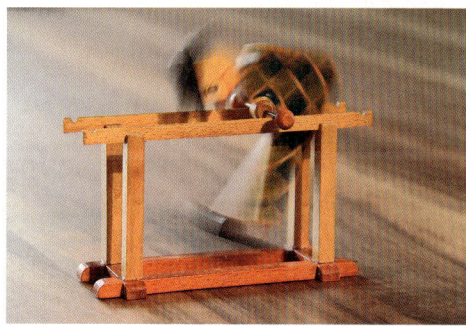
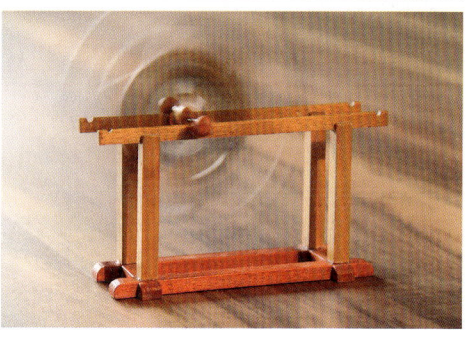

gesunden Sitzens und der falschen Ernährung Alarm schlägt. Der krankhafte PC-/Internet-Gebrauch schränkt auch oft die berufliche Leistungsfähigkeit und sogar die Tauglichkeit ein, ein ganz normales Alltagsleben zu führen. *In diesem Fall sollten Sie eine stationäre Behandlung in einer Klinik anstreben, die sich auf den pathologischen PC-/Internet-Gebrauch spezialisiert hat.*

Wie ist der Reiseplan?

Am häufigsten tritt der krankhafte PC-/Internet-Gebrauch als das überhandnehmende Spielen von Mehrpersonen-Online-Rollenspielen oder Shooter-Spielen (z. B. *World of Warcraft* oder *Counterstrike*) auf, gefolgt vom Chatting (z. B. in sozialen Netzwerken) und dem Surfen, das mehr Probleme schafft als Nutzen bringt. Die Behandlungsziele bestehen neben der Rückkehr zu einem unproblematischen Umgang mit PC und Internet darin, die persönlichen Probleme, wie Selbstabwertung, Antriebsverlust außerhalb der PC-Welt, Ängste vor anderen, Misserfolgsorientierung und Hilflosigkeit, zu lösen. In der Psychotherapie werden ein individuelles Verständnis für die Probleme im Hintergrund erarbeitet und gesunde Alternativen zur PC-/Internet-Aktivität aufgebaut.

Das Ziel einer Psychotherapie lässt ein Blick auf die eckigen Johari-Karten anschaulich erkennen, die die innere Welt vor (links) und nach (rechts) einer Psychotherapie symbolisieren.

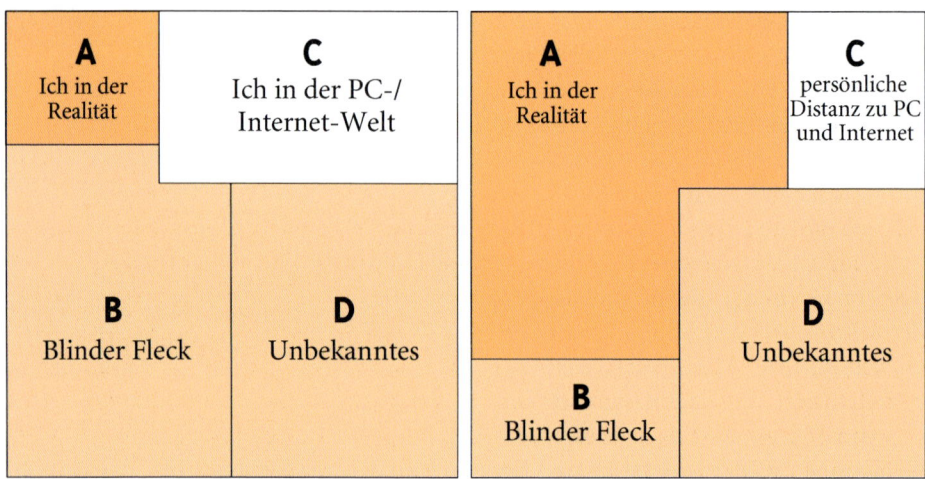

Die Landkarten links (vorher) und rechts (nachher) stehen als Sinnbild für bestimmte Bereiche Ihres Innenlebens, das hier als innere Welt bezeichnet wird: Dort gibt es rechts wie links einen Kontinent A, der für Ihr Bild von sich in der Realität steht. Dann gibt es auf beiden Seiten den Kontinent B, das B steht für »blinder Fleck«. Damit sind die Tiefen unserer Persönlichkeit gemeint, die uns nicht ohne Weiteres zugänglich sind, aber mit therapeutischer Hilfe durchaus erkundet werden können. Weiter gibt es auf der inneren Weltkarte rechts wie links den Kontinent C, der steht links für Ihre Vorstellung vom Ich im Spiel, im Chat und beim Surfen und rechts für die innere Distanz, den Abstand, den Sie zu Ihrer PC-/Internet-Aktivität gewinnen können. Die Größe der Kontinente C und B bestimmen wesentlich darüber, ob es Ihnen gelingen wird, wieder Herr im eigenen Haus zu werden. Und schließlich gibt es noch den Kontinent D, das Unbekannte, das uns auch in der Psychotherapie unbekannt bleiben wird, was aber nicht schadet.

> »Der Seele Grenzen kannst du nicht finden, auch wenn du gehst
> und jede Straße abwanderst, so tief ist ihr Sinn.«
> *Heraklit*

Aber die Kontinente A, B und C können Sie in deren Ausmaßen so verändern, dass Ihnen ein besseres Leben gelingen wird.

Typischerweise ist der Kontinent A vor der Psychotherapie karg, klein und unwirtlich, weil Sie sich beispielsweise als jemanden verstehen, der in der wirklichen Welt ängstlich, zaudernd und erfolglos ist. Deshalb ist das Land A relativ klein auf der Landkarte links eingezeichnet. Nach der Psychotherapie sollten Sie Ihr Ich in der wirklichen Welt anders betrachten können: Sie sollten mehr Raum haben, sich freier und wohler mit sich fühlen. Deshalb ist der Kontinent A auf der rechten Seite groß gezeichnet. Zwangsläufig wird dadurch der Kontinent B, der blinde Fleck, kleiner, denn Sie verstehen sich nun besser, Sie können nachempfinden, warum Sie diese oder jene Entwicklung genommen haben und was Sie tun müssen, damit die Lebensweichen auf grün stehen. Nach der Psychotherapie sollte auch Ihr Verständnis von sich beim Spielen, Chatten und Surfen deutlich verändert sein. Sie sollten auf Distanz gegangen sein und auf Ihr altes Computerleben verzichten können. Das heißt, dass Sie PC und Internet so nutzen können, dass Sie nicht weiter krank bleiben.

Wo geht die Reise hin? Wo liegt das Ziel?

Ein wesentliches Ziel der Psychotherapie ist die Rückkehr zum unproblematischen Umgang mit PC und Internet. Dazu dient die Festlegung einer persönlichen »Ampel«, die sich in unserer therapeutischen Arbeit sehr bewährt hat. Was bedeutet die Ampel? Eine Ampel mit ihren roten, gelben und grünen Kreisen steuert im Straßenverkehr Fahrzeuge und Fußgänger, sodass möglichst keine Unfälle passieren und niemand verletzt wird. Dieselbe Zielsetzung hat die Ampel, die sich auf den Umgang mit dem Computer bezieht. Diese Ampel gibt es nicht wirklich, sie ist keine technische Anlage. Die Ampel, von der hier die Rede ist, ist vielmehr ein Bild für einen inneren Vorgang, vergleichbar mit dem »inneren Auge«, das es nicht wirklich gibt, sondern das ein Wortbild ist für die menschliche Vorstellungskraft. So ist die Ampel ein Wortbild für die Entscheidung, vor der Sie stehen, wenn es um Spielen, Chatten, Surfen geht. Sie werden in der Therapie dazu angeleitet, für sich zu bestimmen, was auf Rot steht, also ganz gewiss nicht mehr ausgeübt werden sollte (z. B. alle Mehrpersonen-Online-Rollenspiele), was auf Gelb zu stellen, ist also durchaus riskant ist (z. B. Browser-Spiele, die man allein spielen kann) und was auf Grün steht (Online-Banking oder sachbezogenes, zeitlich begrenztes Surfen).

Sie sitzen gewissermaßen am Drücker und haben die Wahl, welche Farbe aufleuchtet und Ihren Weg bestimmt: Wenn Sie sich für Rot entscheiden, dann lassen Sie die Finger vom PC, was Ihre alten Gewohnheiten betrifft. Sie spielen nicht, chatten nicht wie früher und surfen nicht ziellos. Wenn Sie sich für Gelb entscheiden, dann erlauben Sie sich PC-/Internet-Aktivitäten, die zwar nicht direkt mit Ihrem alten Problem zu tun haben, aber diesem doch gefährlich nahe kommen. Im idealen Fall entscheiden Sie sich für eine Kombination aus Rot und Grün. Erst bleiben Sie gewissermaßen stehen, wenn Rot aufleuchtet, und dann gehen Sie weiter, wenn es Grün wird. Rot bedeutet Tabu, stehen bleiben, keinen Schritt in diese Richtung. Kindern bringt man bei, wenn diese Verkehrssicherheit erwerben sollen: »Rot – Tod! Grün – Renn!« Deshalb: Rennen auch Sie in die grüne Richtung. Bewegen Sie sich mit Energie hin zu den unbedenklichen Aktivitäten am Computer. Was nun Rot, Gelb und Grün für den Einzelnen bedeuten, ist jeweils in der Psychotherapie zu erarbeiten.

ROT	Aktivitäten, die so gefährlich und deshalb tabu sind, sodass ein völliger Verzicht auf den Gebrauch nötig ist (z. B: PC-Spiele; die problematischen Chat-Aktivitäten, die Teil des Problems sind, weswegen Sie in Behandlung sein sollten oder bereits sind; nicht sachbezogenes Surfen). Sie sollten auch, wenn Sie wegen Chattens in Therapie sind, nicht »umsteigen« auf PC-Spiele. Das heißt: Keine problematische PC-/Internet-Aktivität sollte durch eine andere problematische Form »ausgetauscht« werden.	
GELB	Vorsicht auch mit PC-Internet-Aktivitäten, die ein Gefahrenpotenzial haben können, z. B. Online-Aktivitäten zuhause, allein, länger als unter einer Stunde.	
GRÜN	Okay ist der nur funktionale PC-/Internet-Gebrauch, z. B. berufsbezogene Nutzung, E-Mail-Korrespondenz (kurz, sachlich), Online-Banking, Informationssuche (kurz, klar definiert zu welchem Zweck)	

Die Erstellung Ihrer persönlichen Ampel wird mit folgenden Fragen verbunden: Was nehme ich mir vor? Wie genau will ich dieses Ziel im Alltag umsetzen? Was könnte mir helfen? Was würde mich daran hindern, mein Ziel zu erreichen? Auf dem Weg zu diesem Ziel heißt eine wesentliche Weiche: Verzicht üben im Umgang mit PC und Internet, der krankgemacht hat!

Eine solche Verzichtserklärung (s. S. 23) ist das A und O jeder Behandlung – ohne diese geht es nicht. Es führt nirgendwo hin, wenn Sie zwar an einer Psychotherapie teilnehmen, aber heimlich oder offen weiter Ihrem alten Umgang mit PC und Internet frönen. In diesem Fall verschwenden Sie nur Ihre Zeit und die Ihrer Therapeutin. Diese ist Ihnen aber behilflich, den nicht einfachen Verzicht zu leisten und einzuhalten.

Während des stationären Aufenthalts in einer Reha-Klinik wird darüber hinaus die Arbeitswelt jedes Einzelnen einer genauen Analyse unterzogen. Wo hakt es dort? Welche Wege können geebnet werden? Wie soll es beruflich weitergehen? Die Familie oder die Partnerin werden miteinbezogen, wenn der Patient das wünscht.

Was muss in das Reisegepäck? –
Wie sollte Ihre Mitarbeit in einer Psychotherapie aussehen?

Nun ist es nicht selten so, dass der oder die Betroffene gar nicht merkt, wie weit sich sein PC-/Internet-Problem schon entwickelt hat. Und dementsprechend sieht er auch keine Notwendigkeit, irgendetwas zu ändern. Sehnsüchtig wird nach der virtuellen Welt verlangt.

> »Wenn ich jemanden hätte, der mir etwas Essen bezahlen würde und eine winzige Wohnung, dann würde ich bis an mein Lebensende nur noch PC-Spiele spielen wollen.«
> *Ein 20-jähriger Patient am Anfang seiner Therapie*

> »Stellen Sie sich vor, Sie müssten sich wegen einer Behandlung, zu der man Ihnen rät und deren Notwendigkeit Sie nicht so ganz einsehen, von einem geliebten Haustier trennen. Sie sollen es weggeben und nie mehr sehen. Wenn Sie sich das vor Augen führen, unterschätzen Sie noch den Schmerz, der Ihrem Angehörigen zugemutet wird.«
> *Psychotherapeutin an Angehörigen, der noch nicht verstanden hat,*
> *warum sich der Patient nicht ohne Weiteres von seinem Avatar in dem PC-Spiel trennen kann*

Deshalb wird die Therapeutin Ihnen helfen, bei der Stange zu bleiben oder sich überhaupt richtig aufzumachen und Ziele für die Psychotherapie zu entwickeln. Sie wird versuchen, mit Ihnen in ein produktives Einvernehmen zu kommen. Das muss man sich vorstellen wie im Beruf. Da geht auch jeder, der mit anderen an einem Projekt arbeitet, bestimmte Verpflichtungen ein, sonst wird es wohl nichts werden mit dem gemeinsamen Vorhaben.

Sie sollten sich entschließen, aufrichtig in der Psychotherapie zu sein und mit Ihrer Therapeutin eine tragfähige Arbeitsbeziehung einzugehen: Soweit es in Ihren Kräften steht, sollten Sie sich bemühen an den – gemeinsam festgelegten – Therapiezielen mitzuarbeiten. Mit dieser Bereitschaft steht und fällt der Behandlungserfolg. Womöglich könnte man Sie nämlich gegen Ihren Willen operieren, aber bestimmt kann Sie niemand gegen Ihren Willen einer Psychotherapie unterziehen. Deshalb fragen Sie sich, ob Sie überhaupt eine psychotherapeutische Behandlung wünschen. Manchmal ist zwar leichtes Schieben in die Psychotherapie, beispielsweise durch eine besorgte Familie oder einen Arbeitgeber, nützlich, aber letztlich kommt es auf Ihre Entscheidung an. Sie sollten Ziele hinsichtlich des Einstellens des krankhaften PC-/Internet-Gebrauchs vereinbaren, d. h. mit Überzeugung die Verzichtserklärung unterschreiben. Ein Verzicht auf das trügerisch »sichere Nest«, das Sie in Ihrer PC/Internet-Aktivität zu haben glaubten.

> »Wer sich auf die Reise machen will, muss das sichere Nest verlassen.«
> *Lebensweisheit*

Was ist verlockend am Reiseziel?

Sie werden wieder erfahren, wie die Wirklichkeit sich anfühlt und warum diese vorzuziehen ist. Sie eignen sich ein umfassendes Verständnis für Ihr Problem an und verstehen den Teufelskreis, der durch krankhafte PC-Aktivität und sozialen Rückzug in Gang gesetzt wurde. Sie denken anders über sich und andere nach. Dadurch wächst Ihr Verständnis für Ihre eigene Person und die Menschen, die Ihnen am Herzen liegen – und auch für die, die Sie längst abgeschrieben haben, vielleicht, weil Sie sich zu sehr von ihnen verletzt fühlten. Auch für die lohnt es sich nämlich, Verständnis aufzubringen, das macht den Schmerz leichter. Außerdem kommen Sie mit Ihren Gefühlen besser zurecht. Der Druck, der bisher in der PC-/Internet-Aktivität falsch »entsorgt« wurde, entsteht gar nicht mehr oder in einer Form, mit der Sie nun auf eine gesunde Weise umgehen können. Sie entwickeln eine berufliche Perspektive, wenn das nötig ist. Sie machen sich daran, familiäre Probleme zu klären. Ihre Freizeit wird aktiver, lebendiger und lässt Ihnen Kräfte zuwachsen, anstatt diese von Ihnen abzuziehen, wie es mit dem krankhaften PC-/Internet-Gebrauch der Fall war.

Faktoren des Therapieerfolgs. Ganz allgemein hängt auch hier der Therapieerfolg von verschiedenen Faktoren ab, die im Einzelnen in den Blick genommen werden müssen, um eine Therapieprognose, also eine Voraussage über den Therapieerfolg, zu stellen. Da ist in erster Linie die *psychische Komorbidität* zu nennen, also ob und welche weitere psychischen Erkrankungen, wie z. B. Depressionen oder Angsterkrankungen, vorliegen. Als Regel gilt, die wie jede Regel Ausnahmen hat: Je ausgeprägter die Komorbidität, umso eingeschränkter sind die Erfolgsaussichten. Dann ist die *Therapiemotivation* des Betroffenen zu nennen. Das leuchtet unmittelbar ein. Psychotherapie kommt ohne das aktive Mitmachen des Patienten nicht aus. Wenn die Motivation gering ist, sind dem Erfolg enge Grenzen gesteckt. Mit der Motivation ist die Frage nach der Aufrichtigkeit verknüpft, die dem Betroffenen im Prinzip möglich wäre, aber nicht gezeigt wird. Auch das wirkt sich schmälernd auf den Therapieerfolg aus. Schließlich ist die Prognose umso günstiger, je mehr Therapeutin und Patient an einem Strang ziehen, d. h. die Therapieziele teilen und sich einig sind über die Therapiemethoden.

Ein Schritt vor und zwei zurück — was tun bei Rückschlägen?

> »Ever tried? Ever failed? Doesn't matter!
> Try again, fail again, fail better.«
> *Samuel Beckett*

Rückschläge sind nicht erwünscht, kommen aber oft vor. Deshalb ist es gut, sich für alle Fälle vorzubereiten, wenn die Entwicklung vom Abdriften zum Abschalten nicht so gradlinig verlaufen sollte, wie Sie sich das wünschen. Um dieses Ziel zu erreichen, können Sie sich in Ihrer Therapie optimal auf einen Rückschlag vorbereiten. Dabei hilft folgendes Vorgehen: Sie kennen Ihre Schwachstellen, wie z. B. Einsamkeit, Angst, Langeweile oder Traurigkeit. Versuchen Sie, ein Symbol für diese Schwachstelle zu finden, z. B. das Blatt eines alleinstehenden Baums, ein Bild eines Abgrunds, eines voller Schwarz- und Grautöne oder das eines kalten Novembertags. Nehmen Sie dieses Symbol Ihrer Schwachstelle mit in die Therapie und schlagen Sie vor Lösungen zu folgender Frage zu erarbeiten: Was können Sie tun, wenn Sie in diese schwierige Lage kommen sollten, aber nicht wieder in PC und Internet abdriften wollen?

Literatur zum Weiterlesen
▶ Petra Schuhler & Monika Vogelgesang (2012). Pathologischer PC-/Internet-Gebrauch. Eine Therapieanleitung. Göttingen: Hogrefe.

Arbeitsblatt | **Verzichtserklärung auf spezielle PC-/Internet-Aktivitäten für die Dauer der psychotherapeutischen Behandlung**

1

Name: ....

Ich verpflichte mich bis spätestens .... Wochen nach Beginn der Behandlung auf schul-, ausbildungs- oder berufsfremde PC-/Internet-Aktivitäten zu verzichten. Diese Verzichtserklärung bezieht sich auf PC-Spiele mit und ohne Online-Vernetzung, auf den Aufenthalt in Chatrooms und Surfdomänen. Probleme, die ich damit habe, werde ich in die Behandlung einbringen.

Ist die PC-/Internet-Aktivität mit einer Anmeldung verbunden gewesen, dann erfolgt die Abmeldung bis spätestens .... Wochen nach Beginn der Behandlung. Die eventuell dabei auftretenden Probleme werde ich in die Behandlung einbringen. Kopien der Abmeldung händige ich meiner Therapeutin aus. Diese sind Bestandteil der Behandlungsdokumentation.

Hinsichtlich der PC-Spiele werde ich den Account weder verschenken noch verkaufen, insbesondere nicht bei Online-Auktionshäusern versteigern. Ich bin bereit alle erforderlichen Unterlagen zur Abmeldung zusammenzustellen. Dies sind meine E-Mail-Adresse, meine Geheimfrage und mein CD-Key sowie ein gültiger Personalausweis. Ich werde die Abmeldung selbst vornehmen.

In Chatrooms und Surfdomänen werde ich mich abmelden. Ich weiß, dass ich folgende erforderlichen Unterlagen dazu brauche und bin bereit, diese, wie es erforderlich ist, zu löschen bzw. zu nutzen: meine Geheimfrage, mein CD-Key sowie Angaben aus meinem gültigen Personalausweis.

Mir ist bekannt, dass die Therapie beendet werden kann, wenn ich die Verzichtserklärung nicht einhalte.

....
Datum   Unterschrift des Patienten

2 Wer seine Lage erkannt hat, wie soll der aufzuhalten sein?

Wie sich normaler vom problematischen und krankhaften PC-/Internet-Gebrauch unterscheidet und woran Sie das erkennen können

> »Nur wer sich die Dimension des Problems klar macht,
> kann auch Hoffnung auf eine Lösung haben.«
> *British Royal Society*

> »Erkenne die Lage.«
> *Gottfried Benn*

Wenn wir falsch mit PC und Internet umgehen, dann können wir krank werden. Falsch bezieht sich zwar auch, aber nicht nur auf die Zeit, die man mit PC und im Internet verbringt. Mehr als 30 Stunden in der Woche – ohne dass es einen beruflichen oder sachlichen Grund gäbe – gilt als zuviel und sollte verändert werden. Dieser zeitlich ausufernde Gebrauch kann aber in den meisten Fällen nicht als schlechte Angewohnheit abgetan werden, die sich dummerweise eingeschlichen hat und dann leicht wieder zurückgeschraubt werden kann. In der Regel geht es um viel mehr, wie die Stoffsammlung einer Patientengruppe zeigt, die sich in der Therapie schon intensiv mit den Gründen und Folgen des PC-/Internet-Gebrauchs auseinandergesetzt hat. – Erkennen Sie sich wieder?

Auf der Suche nach mir selbst

Stoffsammlung in einer Therapiegruppe zu dem Thema:
Wenn ich versuche herauszufinden, was mich an der PC-/Internet-Aktivität angezogen hat – was fällt mir dazu ein?
Zwölf Patienten mit krankhaftem PC-/Internet-Gebrauch haben sich während ihrer Therapie darüber Gedanken gemacht. Hier sind die Ergebnisse. (Die Ziffern in Klammern geben die Gesamtzahl der Nennungen an, jeder konnte so viele Angaben machen, wie er wollte.)
- ▶ Anerkennung (6)
- ▶ Erfolgsgefühle durch gewonnene Kämpfe (5)
- ▶ Spaß (5)
- ▶ Gemeinschaftsgefühl (5)
- ▶ Herausforderung (5)
- ▶ gutes Gefühl, (fast) alles erreicht zu haben (5)
- ▶ Ablenkung von tristem Leben (4)
- ▶ Kick (4)
- ▶ wenig Frustration (4)

- ▶ Stolz auf Erfolg (4)
- ▶ habe Kontakte gehabt (4)
- ▶ erlebte mich in einem Team (4)
- ▶ konnte Neues erleben und entdecken (4)
- ▶ Nervenkitzel (3)
- ▶ unkomplizierte und folgenlose Befriedigung von Bedürfnissen, besonders von meinen Aggressionen (5)
- ▶ keine Langeweile mehr (2)
- ▶ im Chat konnte ich so sein, wie ich sein wollte (2)
- ▶ Zeitvertreib (2)
- ▶ fühlte mich im Spiel geborgen, zu Hause und kannte mich aus (2)
- ▶ vertraute Atmosphäre (2)
- ▶ war fasziniert von der schönen Grafik (2)
- ▶ freie Zeiteinteilung, immer zugänglich, je nach Lust (1)
- ▶ billige Freizeitgestaltung (1)
- ▶ wurde durch die Spiele geistig gefordert (auch körperlich, mit Lenkrad) (1)

2

Woran Sie einen krankhaften Umgang mit PC und Internet erkennen

Wieviel Zeit an PC und Internet ist okay? Natürlich kommt es auf die Zeit an, die mit PC und im Internet verbracht wird, wenn entschieden werden soll, ob Sie etwas dagegen unternehmen müssen. Als Faustregel gilt: Wenn Sie mehr als 30 Stunden wöchentlich aktiv sind mit Spielen, Chatten, Surfen und das nicht für die Schule, die Ausbildung oder den Beruf, dann haben Sie offenkundig ein Problem.

Das Gefühl, »dort drin zu sein« und nicht mehr »hier«. Das Gefühl, »drin zu sein« in der PC-/Internet-Welt, im Spielgeschehen, beim Chatten oder Surfen, und nicht mehr draußen, in der Realität, das ist das, was die Fachleute »Immersion« nennen.

Das heißt »Eintauchen«, mit anderen Worten: aus dem einen System weggehen und in einem anderen verschwinden. Wir kennen das Phänomen auch aus dem Nicht-Computer-Alltag, z. B. wenn jemand ganz in einen Roman vertieft ist, hingebungsvoll der Musik lauscht oder in sich versunken vor einem Kunstwerk steht. Wo ist der Unterschied zur PC-/Internet-Immersion? Warum ist diese schlechter als

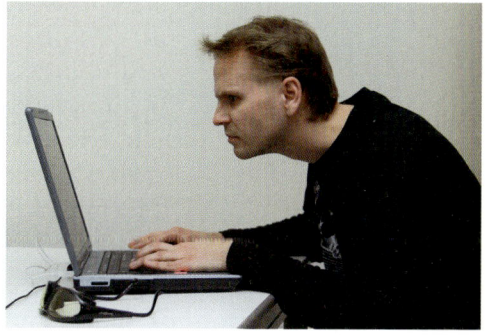

das Versunkensein in Romanen, der Musik und der Kunst?

Das hat folgende Gründe: Jeder Betroffene erlebt, dass »die Zeit vergessen wird«.

> »Wenn ich am PC gespielt habe, dann war ich auch mindestens fünf Stunden dran. Ich habe gar nicht gemerkt, wie die Zeit verging. Schon wieder 10 Uhr, habe ich oft gedacht, wenn ich um 5 Uhr angefangen hatte. Ich hätte geschworen, es kann höchstens 7 Uhr sein. «
> *Ein Betroffener in seiner Therapie, der von seinem früheren PC-/Internet-Gebrauch erzählte*

Wenn man ein packendes Buch liest, gute Musik hört oder vor großen Kunstwerken steht, kann man auch hingerissen sein, aber doch nicht so abdriften wie das beim krankhaften PC-/Internet-Gebrauch passieren kann. Bei der PC-/Internet-Aktivität, die leicht und zuverlässig auf Knopfdruck aufsuchbar ist, kommt noch ein weiterer Aspekt hinzu: Es kommt dem PC-Nutzer, dem Spieler und Chatter so vor, als ob er »dort« und nicht mehr »hier«, vor dem PC, auf dem Stuhl, in dem Zimmer anwesend wäre. Hier ist gewissermaßen nur noch die äußere Hülle, eigentlich ist das Ich dort drin.

Dieses Erleben wird auf zwei Umstände zurückgeführt, die nur das Medium PC/Internet bieten kann: Die Spiel-, Chat- und Surfangebote scheinen sehr lebendig zu sein. Dieser Eindruck entsteht zum einen, weil die Sinneseindrücke so vielfältig sind, z. B. im Vergleich zu einem herkömmlichen Buch, zur Musik oder einem Bild. Im PC läuft aber nicht nur ein Film wie im Kino. Die Bilder scheinen eigens für den PC-User gemacht zu sein, zudem ist die Handlung keineswegs festgelegt, sondern kann ja gerade beeinflusst werden. Zwar nur in den programmierten Grenzen, aber das empfindet der Spieler nicht. Vielmehr kann sich ein Gefühl von unermesslicher Weite und unbegrenzten Möglichkeiten ausbreiten.

Die PC-/Internet-Aktivität kann auf diese Weise eine enorme Sogkraft ausüben und dazu führen, dass Sie so schnell nicht mehr losgekommen sind von dem, was Sie mit PC und Internet getan haben.

> »Es wurden Menschen dabei beobachtet, wie sie gegen Laternenpfähle liefen, weil sie auf die GPS-Funktion ihres iPads guckten anstatt auf die Straße, auf der sie unterwegs waren. «

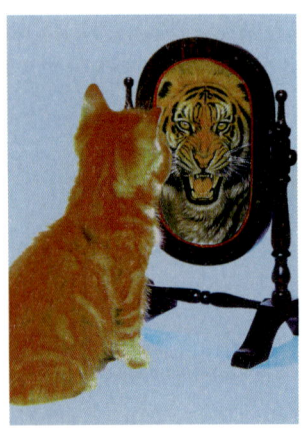

Ich habe zwei Gesichter – eins in der virtuellen Welt und eins in der Realität. Es kommt eine weitere Bedingung dazu, die gegeben sein soll, wenn von krankhaftem Umgang mit PC und Internet gesprochen wird. Folgende Frage müsste ehrlicherweise mit Ja beantwortet werden: Klafft ein tiefer Graben zwischen dem Bild, das ich von mir in meiner PC-/Internet-Aktivität habe, und dem Bild, das ich in der Wirklichkeit von mir habe? Mit PC und Internet fühle ich mich beispielsweise großartig, ruhig, kraftvoll und erfolgreich, im wirklichen Leben dagegen klein, mickrig, zappelig, schwach und als Verlierer. Wenn das zutrifft, dann handelt es sich um ein wirkliches Problem, das mit therapeutischer Hilfe angegangen werden sollte.

Dennis, 22 Jahre, Schulabbrecher, Gymnasium

Ich habe *Counterstrike* (ein Ego-Shooter-Spiel, Anmerkung der Autorinnen) gespielt, wie besessen, habe alles dafür vernachlässigt. Wofür ich mich am meisten schäme ist, dass ich sogar meine Freundin bestohlen habe, um im Internet-Café spielen zu können. Zuhause haben meine Eltern nämlich den Internet-Anschluss gekündigt und meinen PC einfach weggeschlossen. Ich war da so sauer. Ich hätte denen an die Gurgel gehen können. Ich war nämlich unter den zwölf weltbesten Snipern (Scharfschützen, Anmerkung der Autorinnen). Man muss sich das so vorstellen, dass Sniper aus der ganzen Welt gegeneinander antreten, echt von jedem Kontinent. Und da war ich unter den ersten Zwölf, von vielen Tausend. Das hat mich so richtig high gemacht. Ich dachte damals, was bedeutet das schon, wenn Federer oder Nadal in Wimbledon gewinnen? Die haben sich gegen ein paar Hundert durchgesetzt – aber ich gegen Tausende supergute Sniper aus der ganzen Welt. Das ist doch viel mehr wert. War ich überzeugt davon. Ich wollte mich sogar bei dem Sondereinsatzkommando der Bundeswehr melden. Ich war sicher, die freuen sich ein Loch in den Bauch, wenn ich mich herablasse, dort mitarbeiten zu wollen. Ich war ein solcher Idiot. Kam mir vor wie zwölf Terminators zusammen. Außen Mensch, innen Maschine. Eine Kampfmaschine von höchster Präzision, schmeichelte ich mir. Gegen mich müsste sich Arnold Schwarzenegger wie ein Weichei fühlen, vermutete ich.

Aber das hat mir geholfen, die bittere Realität zu verdrängen: Ich war von zwei Schulen wegen schlechter Leistungen geflogen, ich gehörte immer zu den Losern in der Klasse. Höchstens Underdogs hatten sich unter meiner Leitung zusammengeschlossen. Ich bekam nur die blassesten Bräute ab, wenn überhaupt. Aber das, was eigentlich an mir nagte, das war ein dickes Problem mit meinem Vater. Nie konnte ich ihm was recht machen, wollte ich Fußball spielen, sollte ich Tennis spielen, wollte ich Gitarre lernen, musste es Klavier sein. Er war nicht richtig schlimm, hat mich nicht ständig verprügelt oder so. Er war mehr wie ein Schuh, der drückt. Kein furchtbarer Schmerz, nichts, was du nicht aushältst. Aber es versaut dir den ganzen Tag. So war es mit meinem Vater. Ich bin nie gegen ihn angekommen. In der Therapie habe ich lange gebraucht. Ich glaube, meine Therapeutin hat auch viel von dem Brass, den ich auf meinen Vater habe, abbekommen. Es wundert mich, dass die nicht die Geduld mit mir verloren hat …

Schauen Sie sich die auseinandergerissene Darstellung auf dem Arbeitsblatt *Split* (s. S. 28 und Online-Materialien) und vollziehen Sie nach, welches Gegensatzpaar »Realität – PC und Internet« bei Ihnen zutrifft. Verbinden Sie das Gegensatzpaar mit einem Strich. Bringen Sie Ihr Ergebnis in Ihre Psychotherapie ein.

Clark Kent in der Realität und Superman in PC und Internet? Dieses Auseinanderklaffen kann auch in einer weiteren Hinsicht gegeben sein, nämlich in der Art und Weise,

Schauen Sie sich die auseinandergerissene Gegenüberstellung auf der Abbildung an und vollziehen Sie nach, welches Gegensatzpaar »Realität – PC und Internet« bei Ihnen zutrifft. Verbinden Sie das Gegensatzpaar mit einem Strich. Bringen Sie Ihr Ergebnis in Ihre Psychotherapie ein.

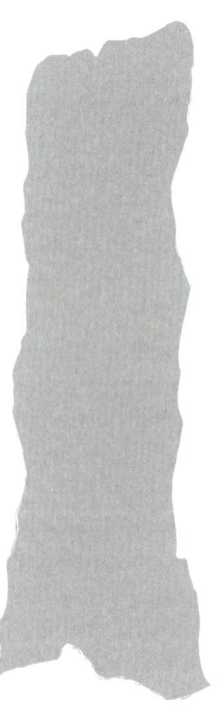

Realität	PC/Internet
gescheitert	erfolgreich
ratlos	kompetent
überfordert	gelassen
beschränkt	genial
am Ende	mühelos
krank	gesund
schlapp	dynamisch
arm	reich
verzagt	zuversichtlich
niedergeschlagen	super drauf
schwach	stark
schlecht	perfekt
hässlich	schön
isoliert	beliebt

wie ich mit anderen umgehe: In PC und Internet bin ich beispielsweise souverän, verführerisch, eiskalt und siegessicher, in Wirklichkeit bin ich im Kontakt mit anderen schwach, ängstlich, unsicher, fühle mich links liegengelassen und gehe anderen am liebsten aus dem Weg. Wenn Sie das kennen, dann sollte das in einer Psychotherapie gründlich untersucht und behandelt werden.

Mutti oder Vamp – Hedwig oder Heidi? Gerade Frauen (aber nicht nur Frauen) verlieren sich in den Chatrooms der sozialen Netzwerke. Während dort das in unserer Gesellschaft so gnadenlos propagierte Bild der verführerischen, schlanken und sexy Frau ausgestaltet wird, verliert das eigene Bild in der Wirklichkeit vermeintlich oder auch tatsächlich immer mehr an Attraktivität und Charme.

Fallbeispiel

Doris, 48 Jahre, Hausfrau und Mutter – Chatterin

Ich bin in Psychotherapie, weil ich seelisch an einem Tiefpunkt angelangt war und nicht mehr wusste, wie es mit meinem Leben weitergehen sollte. Ich lebte ohne Kontakte in einer ehemaligen Neubausiedlung am Rande einer größeren Stadt. Dort sind wir zehn Jahre vorher hingezogen, mein Mann ist dorthin versetzt worden. Meine beiden Töchter, Zwillinge, waren einige Jahre zuvor zum Studieren fortgezogen. Mein Mann war ein Workaholic, er war dauernd auf Montage. Wir hatten fast keine Gemeinsamkeiten mehr, außer dass ich ihm die Wäsche machte und er ab und zu mal anrief. Ich war nicht mehr berufstätig seit der Geburt der Mädchen. Als die noch klein waren, war alles gut, da hatte ich ja einen erfüllten Tag. Und ich war gern Mutter. Als die aber flügge wurden, da habe ich mich nutzlos, einsam und leer gefühlt.

Mein Mann nutzte den Computer, schon aufgrund seiner häufigen Abwesenheiten, zu Hause kaum. Nach der 100-sten Kochshow und Quizsendung im Fernsehen – ist doch immer dasselbe –, setzte ich mich irgendwann an den PC und machte nach einigen Anfangsschwierigkeiten die Erfahrung, dass man sich damit sehr gut die Zeit vertreiben und auch schnell mit anderen Menschen in Kontakt kommen kann, v. a. in den Chats. Ich genoss es, in bequemen Jogginghosen, ungekämmt und ungeschminkt am Computer sitzen zu können und mich gleichzeitig als perfekt gestylte und schlanke Dunja darstellen zu können, die die Männer faszinierte. Meine zweite Identität war von Beruf Model, ich kam aus einem reichen Elternhaus, hatte in der Schweiz ein Internat besucht und danach Tanz studiert. Ich war in der Künstlerszene etabliert, von Männern umschwärmt und strebte eine Beziehung an, in der ich um meiner Selbst willen, wegen meiner

▶

seelischen Werte geliebt wurde. Recht schnell wurde ich als Dunja mit mehr als acht Stunden täglich meine Hauptbeschäftigung. Hier »unterhielt« ich mich mit Freunden und Verehrern, zu denen ich mit der Zeit eine immer tiefere Beziehung entwickelte. Andere »echte« Kontakte vernachlässigte ich nun vollkommen, z. B. eine Walking-Gruppe, an der ich zum Abnehmen mitmachte. Aber mein Gewicht interessierte mich nun nicht mehr. Dunja war schlank, egal wie viel Schokolade ich aß, und nur Dunja zählte. Ich hatte nun weniger Streit mit meinem Mann und beschwerte mich auch nicht mehr darüber, dass er sich zu wenig um mich kümmere. Ich empfing ihn aber auch nicht mehr mit einem guten Essen, wenn er von seiner Montage zurück kam, und hatte Mühe, mit seiner Wäsche fertig zu werden, wenn er wieder abfuhr. Er wusste, dass ich viel Zeit im Internet verbrachte, hatte jedoch keine Ahnung davon, dass ich dort hauptsächlich mit anderen Männern eine Flirt-Kommunikation führte.

Die Lage spitze sich zu, als ein besonders hartnäckiger Verehrer Dunjas diese persönlich sehen wollte. Obwohl ich im Glauben war, keinen Hinweis geliefert zu haben, der meine eigentliche Identität hätte preisgeben können, konnte ich es nicht verhindern, dass dieser Mann plötzlich vor meiner Haustür stand. Ich öffnete, da ich eigentlich einen Handwerker erwartet hatte, und wäre am liebsten im Erdboden versunken, als der Herr nach Dunja fragte. Er schien konsterniert wegen dem einfachen Reihenhaus, vor dem er stand, wahrscheinlich hatte er sich Dunja eher in einem chicen Loft vorgestellt. Offensichtlich ging er davon aus, dass es sich bei mir um die Reinemachefrau handelte. Der Besucher war der Person, die er im Internet verkörpert hatte, gar nicht so unähnlich und mein Herz begann bis zum Hals zu klopfen, aber es war mir unmöglich, meine Identität preiszugeben. Ich berichtete, dass die Dame des Hauses für längere Zeit verreist sei und schlug dem enttäuschten Herrn die Tür vor der Nase zu. Dann rannte ich so schnell ich konnte in mein Schlafzimmer, stellte mich vor den Spiegel und betrachtete mich zum ersten Mal seit langer Zeit wieder einmal bewusst. Aus dem Spiegel schaute mir eine ungepflegte, dickliche Frau entgegen, die einen Friseurbesuch dringend nötig hatte. Der rosa Jogginganzug hatte mehrere Schokoladenflecken und war an den Knien stark ausgebeult.

Ich schrie die fremde Frau im Spiegel an, sie solle doch wieder verschwinden, dorthin wo sie hergekommen sei. Aber das Bild blieb. Dann schleuderte ich in ohnmächtiger Wut meine Nachttischlampe gegen den Spiegel. Das laute Klirren und der Regen von Glasscherben, der mir entgegenkam, tat mir gut. Das Spiegelbild war nun endlich verschwunden. Ich warf mich aufs Bett und weinte und weinte.

Diese Krise hatte mir vor Augen geführt, dass es so nicht weitergehen konnte, dass ich mich selbst verlieren würde, wenn ich mit dem Chatten weitermachte. Ernsthaften Anfechtungen, mir das Leben zu nehmen, widerstand ich nur mit dem Gedanken an meine Töchter. Ich sehnte sich danach, wieder Dunja zu sein, aber ich hatte nun auch Angst davor. Es kam dann der Zeitpunkt, da ertappte ich mich bei dem Gedanken, auf welche Art und Weise ich mir das Leben nehmen könnte. Da suchte ich dann eine Psychotherapeutin auf. Dagegen hatte ich mich immer gesperrt, ich wollte mich nicht als ›Bekloppte‹ sehen. Es ging aber nicht mehr weiter so. Das sah ich ein. Mir wurde dann zuerst eine stationäre Behandlung in einer psychosomatischen Klinik empfohlen. Das habe ich dann auch gemacht. Mir war schon alles egal.

Dann war ich da in der Klinik. In den Therapien war ich stumm, mit meiner Freizeit konnte ich nichts anfangen. Ich war körperlich total schlapp, hatte massives Übergewicht. Kreuzschmerzen und Verdauungsbeschwerden machten mir zu schaffen. Im Kontakt mit den anderen war ich misstrauisch. Ich wollte nur meine Ruhe. Manches war mir viel zu grell, z. B. wenn in der Musiktherapie getrommelt wurde.

In vielen kleinen Schritten lernte ich wieder zu leben, ohne Chat. Ich stellte mir die Frage: Was sollte ich aus meinem Leben machen? Darauf wollte ich eine Antwort. Ich begriff nach und nach, dass niemand anderes als ich selbst das erarbeiten konnte, zwar mit therapeutischer Hilfe, aber ich musste die Veränderung wollen und auch leben.

Am schlimmsten war es, als ich mich endgültig von Dunja verabschiedete, obwohl ich mich früher dazu entschieden hatte. Ich habe richtig getrauert und brauchte auch eine Trauerzeremonie, um mich von ihr zu verabschieden. Ich schrieb ihr einen Abschiedsbrief und legte einen glitzernden Ring, nichts Kostbares, so Modeschmuck, als Symbol für mein glitzerndes virtuelles Dunja-Ich in einen kleinen Kasten und vergrub ihn unter einem Baum. Da habe ich geheult wie ein Schlosshund. In der Therapie ist mir dann klar geworden, dass ich auch um mein ungelebtes Leben getrauert habe. Es brauchte mehrere Wochen, während ich Schritt für Schritt wieder in die wirkliche Welt zurückgefunden habe. Erst dann konnte ich mich all den Problemen stellen, vor denen ich zuvor geflüchtet war.

Ich habe mich von meinem Ehemann gütlich und in Frieden getrennt und bin weg aus dieser Stadt, die ich nie mochte. Ich bin wieder zurück an meinen alten Heimatort gezogen, wo ich meine alten Kontakte aufgefrischt habe. Ich werde regelmäßig dort von meinen Töchtern besucht. Ich habe eine ehrenamtliche Tätigkeit beim örtlichen Reitstall aufgenommen. Es gibt immer noch Zeiten, in denen ich den Impuls verspüre, mich an den PC zu setzen und in die Welt des Internets mit all ihren virtuellen Möglichkeiten abzutauchen. Es hilft mir, dieser Versuchung zu widerstehen, wenn ich mir vor Augen führe, wie schlecht es mir vor Therapiebeginn ging. Zur Verdeutlichung trage ich immer ein Foto mit mir aus dieser Zeit der verbeulten rosa Jogginghosen. Es ist das Bild einer Frau, die sich selbst fast verloren hatte. So weit will ich es nie wieder kommen lassen.

Achterbahn der Gefühle. Die Kluft im Erleben und Verhalten zwischen dem »Ich« im Medium und dem »Ich« in der Wirklichkeit kann sich auch in der Welt der Gefühle auftun. Die Realität wird immer uninteressanter und schwieriger, die PC-/Internet-Aktivität immer aufregender, schöner und eigentlicher in dem Sinn, dass dort die Musik für mich spielt und ich mich außerhalb nicht mehr aufhalten will.

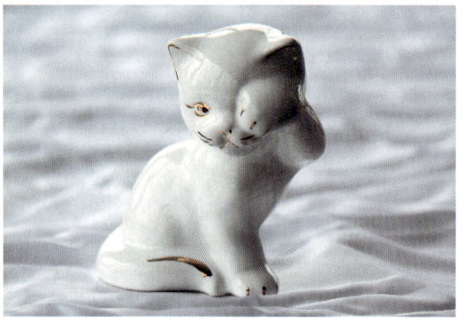

Kätzchen im Leben

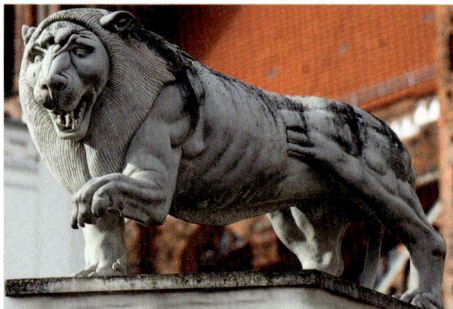

Stolzer Löwe in der virtuellen Welt

Ein bestimmtes Gefühl bedarf der besonderen Erwähnung, nämlich die Wut, der Ärger, der Zorn. Es ist ganz typisch, dass die aggressiven Impulse sich in den PC-Spielen austoben können, während der richtige Umgang mit aggressiven Gefühlen in der Wirklichkeit immer mehr verkümmert: großer Krieger in der virtuellen Welt und eine Schafsnatur in der Wirklichkeit.

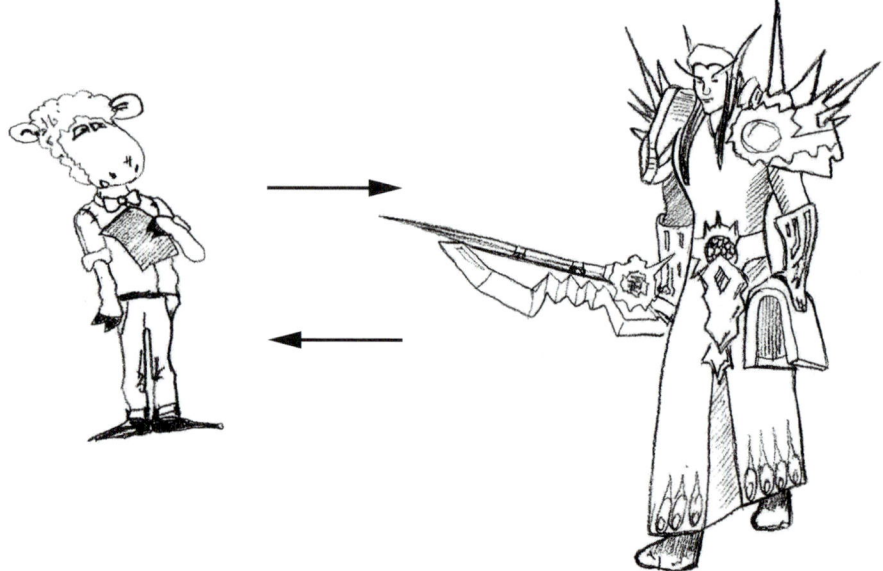

Schafsnatur im Leben und Krieger in der virtuellen Welt

Dieses Auseinanderklaffen Ihrer Sicht auf sich selbst, die Kluft zwischen PC-/Internet-Welt und der Realität, das ist ein Alarmzeichen – tun Sie etwas dagegen!

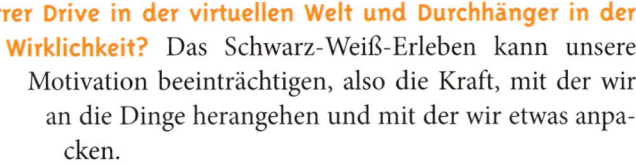

Irrer Drive in der virtuellen Welt und Durchhänger in der Wirklichkeit? Das Schwarz-Weiß-Erleben kann unsere Motivation beeinträchtigen, also die Kraft, mit der wir an die Dinge herangehen und mit der wir etwas anpacken.

>> Es gibt Tage, da fragt man sich,
wozu man überhaupt aufgestanden ist.«
Donald Duck

Dennoch zu vermeiden: Diem perditi — einen verlorenen Tag. Das ist allerdings nicht so einfach, wenn wir bereits in den virtuellen Welten gefangen sind. In PC und Internet scheint spielerisch-kraftvolles Handeln zu gelingen, wie weggetragen von einer Welle der Begeisterung und Schaffenskraft. Dabei kann es leicht passieren, dass wir rausgeschleudert werden und mit Blessuren wieder landen.

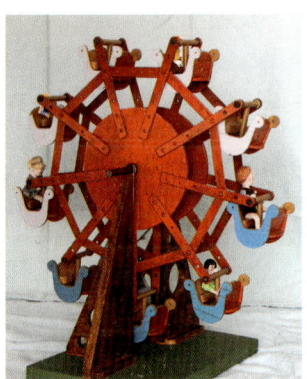 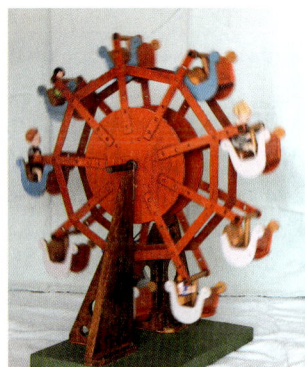 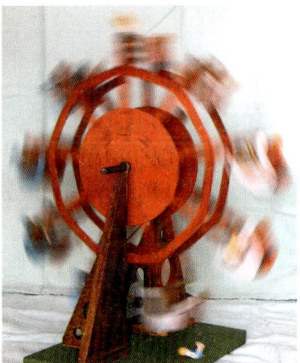

In der Realität gelingt es dann kaum, sich aufzuraffen und aufzustehen, um auch nur die geringste Anstrengung ins Auge zu fassen. Sollten Sie eine solche Entwicklung bei sich beobachten, dann beginnen Sie eine Psychotherapie. Es ist höchste Zeit!

PC und Internet als »Dienstleister« im Alltag für Kummer und Sorgen. Es gibt auch nicht so schwerwiegende, mildere Formen des krankhaften PC-/Internet-Gebrauchs, z. B. dann, wenn die PC-/Internet-Aktivität zwar zu negativen Folgen geführt hat, aber die Selbstsicht und der Umgang mit anderen nicht nachhaltig gestört ist.

Katharina, 35 Jahre, Altenpflegerin

Ich habe Solitär gespielt. Das ist ein virtuelles Kartenspiel. Das Spiel ist so ähnlich wie Patiencen legen mit Karten. Nur dass man keine Karten in der Hand hat, sondern mit der Maus den Cursor bewegt auf dem Monitor. Du hast einen Stapel Karten und musst den nach der Wertigkeit der Karten in eine bestimmte Ordnung bringen. Das kostet nichts und du bist auch nicht vernetzt mit andern. Du spielst für dich. Ich war wie besessen von dem Spiel. Ordnung schaffen, das war meine Passion. Im Leben entglitt die mir nämlich immer mehr. Meine Ehe war kaputtgegangen. Mein Mann hatte mich verlassen. Ich war wie vom Donner gerührt. Das hätte ich nie erwartet. Kam für mich wie aus heiterem Himmel. Er hatte schon lange eine andere und ich habe nichts gemerkt – nichts. Und unsere Tochter, die ist jetzt sechzehn, gab mir auch noch alle Schuld. Wäre ja kein Wunder, dass Papa weg ist. Bei mir würde es doch niemand aushalten. Da habe ich ihr eine geklebt. Zum ersten Mal. Und da ist sie weggelaufen. Drei Tage habe ich nichts von ihr gehört. Ich bin fast gestorben vor Angst. Sie ist jetzt wieder da, war bei einer Freundin, von der ich nichts wusste. Aber das alte Verhältnis ist nicht wieder da. Wir gehen uns aus dem Weg. Und wenn ich abends nach Hause komme, sehe den Berg Wäsche, meine Tochter hat sich in ihrem Zimmer vergraben, isst sogar allein zu Abend und redet nur das Nötigste mit mir, dann lasse ich alles stehen und liegen und spiele Solitär. Da kann ich aufräumen und habe die Kontrolle. Was mir im wirklichen Leben immer mehr entgleitet. Auch auf der Arbeit, da heißt es nämlich immer »einspringen«, d. h., am Wochenende oder an deinen freien Tagen, da klingelt das Telefon, eine Kollegin ist krank geworden und du musst einspringen. Ich bin Altenpflegerin und würde am liebsten gar nicht mehr ans Telefon gehen. Aber das trau' ich mich nicht. Bin sowieso auf der Abschussliste. Meine PDL, also Pflegedienstleiterin, hat mir nämlich eine Abmahnung gegeben, weil ich fünf Minuten vor der offiziellen Zeit gegangen bin – und das bei meinen vielen Überstunden. Das war so ein Auslöser für das Spielen. Das habe ich in der Therapie rausgekriegt. Ich war damals von den Socken. Meine PDL, die immer so freundlich zu mir war. Ich habe das alles nicht mehr verstanden, mir schwankte der Boden unter den Füßen. Und bei Solitär – da hatte ich die Fäden in der Hand. Ich muss aber mein Leben wieder in den Griff kriegen, nicht die Karten auf dem Bildschirm. In den nächsten Therapiestunden kommt meine Tochter mit und da sprechen wir uns aus – mit therapeutischer Hilfe. Und auf der Arbeit, da rede ich mit der PDL, das haben wir im Rollenspiel vorbereitet. Die Therapeutin hat die Rolle von ihr übernommen und ich habe mal ausgesprochen, was ich ihr dann nächste Woche im Heim sagen will. Ist doch was ganz anderes als wenn man es nur so im Kopf durchspielt.

PC und Internet – wunderbares Medium, aber oft nur zum Preis hoher Risiken zu haben. Gamen, chatten, surfen können uns wunderbare Welten erschließen. Denken wir nur einmal an die Spiele: Die Welt wird größer und weiter. Wir können uns im Mittelalter bewegen, in grauer Vorzeit, im Dschungel großer Städte oder in fiktiven Welten und brauchen unseren Sessel nicht einmal zu verlassen. Ein Click und wir sind fort, weit fort. Oder im Chat: Die Kontaktmöglichkeiten vervielfältigen sich dort in enormer Weise. Und ich kann dabei in mehr als nur eine Haut schlüpfen. Der Fantasie sind kaum Grenzen gesetzt. Der Mensch erlebt es wohltuend, mal raus aus den Zwängen des Alltags kommen zu können. Wie immer im Spiel (auch Chatten und Surfen können einen spielerischen Aspekt haben) sind uns Wiederholungen gestattet. Das Spiel lebt von Wiederholungen. Das schafft uns Freiräume. Im wirklichen Leben hat man oft keine zweite Chance. Das Spiel wird deshalb angenehmer erlebt. Probleme können im Spiel außerdem in Ruhe durchdacht und dadurch besser bewältigt werden. Und: Spielhandlungen haben nicht so ernste Folgen wie Handlungen im realen Leben. In World of Warcraft-Spielen z. B. muss auch im Fall der größten Niederlage nicht gestorben werden. Vielmehr gibt es einen Ort, an dem die Spielfiguren wieder zum Leben erweckt werden. In diesem Spiel überwinden wir sogar den Tod.

Im Chat drücke ich auf die Ignore-Taste und jemand, der mir lästig ist, erreicht mich nicht mehr, ist für mich wie weggewischt, nicht mehr existent. Im realen Leben ist es sehr viel schwerer, mit unangenehmen Zeitgenossen umzugehen. All dies kann als Vorteil erlebt werden.

Dem stehen allerdings im Fall des krankhaften Umgangs mit PC und Internet gewaltige negative Folgen gegenüber. Wir unterscheiden negative psychische, soziale und körperliche Folgen. Es kann z. B. zu großer Unsicherheit im Kontakt mit andern kommen, die zu regelrechten Ängsten, sogenannten Sozialen Phobien führen kann. Depressionen werden oft nach dem Wiederauftauchen aus der virtuellen Welt beobachtet und gleichzeitig ein Verlust der Fähigkeit, sich in der Realität zu freuen und an etwas Gefallen zu finden. Antriebsstörungen, Gefühle der eigenen Wert- und Hilflosigkeit, starke Niedergeschlagenheit und sogar Gedanken, sich das Leben zu nehmen, sind nicht selten die Folge. Weniger schlimm, aber für den Einzelnen dennoch sehr belastend und nachteilig sind Konzentrationsstörungen, wenn eine Aktivität außerhalb der PC-/Internet-Welt verfolgt wird.

> »Wenn ein Mensch mit seiner Umgebung flexibel umgehen kann [*wir möchten hinzufügen »mit seiner Umgebung in der Realität«, Anmerkung der Autorinnen*] und seine Wahrnehmungen und Verhaltensweisen seine Zufriedenheit fördern, kann man sagen, dass dieser Mensch eine normale bzw. gesunde Persönlichkeit besitzt. Wenn jedoch auf durchschnittliche oder alltägliche Verantwortlichkeiten unflexibel oder unzugänglich reagiert wird, oder wenn die Wahrnehmungen und Verhaltensweisen des Betreffenden zu persönlichem Unbehagen führen oder auch nur Gelegenheiten zum Lernen und Wachsen einschränken, können wir von einer Krankheit sprechen.«
> *Persönlichkeitsforscher und Psychotherapeut Theodor Millon (1996)*

»Es gibt ein Mittel, ein einziges, im PC-Spiel unbesiegt zu bleiben: Spiele keine PC-Spiele.«
Frei nach Kurt Tucholsky

Im Alltag kommt es häufig zu starkem sozialen Rückzug mit zunehmender Vereinsamung. Weitgehende Einbußen in der beruflichen bzw. schulischen Leistungsfähigkeit und entsprechende Probleme wie Arbeitslosigkeit, Ausbildungsabbruch, das Fehlen jeder beruflichen Perspektive prägen nicht selten die materiellen Existenzbedingungen. Diese wichtigen Lebensgrundlagen werden so zerstört. Aber auch die Alltagskompetenzen nehmen ab, davon betroffen ist zum Beispiel das Vermögen, selbstständig einen Haushalt zu führen und die eigenen Finanzen umsichtig zu verwalten.

»Morgens bin ich immer müde, aber abends bin ich wach …«
Trude Herr

Auch körperliche Beschwerden stellen sich oft ein, die sogar zu chronischen Erkrankungen führen können. Schlafstörungen stehen oft am Anfang, denn die Zeit des exzessiven PC-Users ist die Nacht. Die ist dunkel, so wie es der Monitor gerne hat. Das reale Leben tritt zurück, denn alle anderen schlafen ja. Niemand klingelt, keine Geräusche aus der Wirklichkeit wie Autohupen oder Vogelgezwitscher dringen herein. Kein Sonnenlicht kündet von der Welt da draußen und erinnert an Frühlingstage oder Sommerwiesen, die ablenken könnten von der virtuellen Welt.

»Das ist ja eine irre Grafik.«
Ein neuer Patient, als er nach langer Zeit an einem Sommertag wieder im Wald war
und das Schattenspiel des Laubwerks auf dem Waldboden (wieder) entdeckte

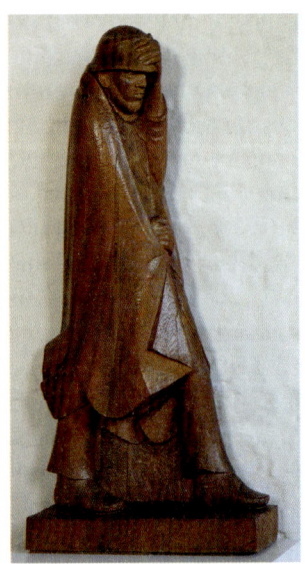

Soldat (Ernst Barlach Museum)

An körperlichen Folgeproblemen sind außerdem zu nennen: Rückenschmerzen, Kopfschmerzen, Stoffwechselstörungen, Untergewicht, starkes Übergewicht, körperlich-hygienische Vernachlässigung und Verwahrlosung, sowie Sehnenscheidenentzündungen im Handgelenk. Die Rückenschmerzen kommen von dem stundenlangen Sitzen an Tastatur und Monitor. Dafür sind wir nicht gemacht. Und wenn ich mich auch auf großer Entdeckungsfahrt wähne oder körperlich erschöpft in einem Kampfgetümmel – ich sitze doch nur, meist gekrümmt, an einem technischen Gerät. Aktiv sind nur meine Hände und Augen, sowie schmale Bereiche in meinem Gehirn.

»Wer den Krieg erfahren möchte, sollte vor dem Start
des Computers erst einmal 20 Kilometer marschieren und sich
dabei mit scharfer Munition beschießen lassen.«
Britischer Afghanistanveteran über die neue Generation von
Kriegs-Computerspielen, die den Krieg erfahrbar machen wollen

Wie das Krankheitsbild in der Fachsprache beschrieben wird

2

Definition

Der krankhafte Gebrauch von PC und Internet kann, wie schon erwähnt, drei verschiedene Erscheinungsformen annehmen (isoliert oder auch als Mischform):
(1) als **Gaming** (vor allem Mehrpersonen-Online-Rollenspiele, Shooter-Spiele, Browser-Spiele)
(2) als **Chatting** (z. B. in Social Networks)
(3) als **Surfing** (ausuferndes, letztlich zielloses Sammeln von z. B. Informationen, Musikdateien, Filmen, oder Bildern)

Abgrenzung. Der pathologische PC-/Internet-Gebrauch ist von anderen Krankheitsbildern abzugrenzen, die am PC und im Internet ausgelebt werden, aber dennoch eine andere Wurzel haben. Dazu gehört in erster Linie das übergroße Bedürfnis nach Sexualität, die Fachbegriffe lauten »Hypersexualität« oder »gesteigertes sexuelles Verlangen«. Die Betroffenen, es sind zumeist Männer, bewegen sich viele Stunden am Tag in erotischen Chats, Sex-Foren, laden pornografische Bilder und Filme herunter. Eine solche Problematik ist als Verhaltensauffälligkeit Ausdruck einer psychischen Störung, die primär behandelt werden sollte. Durchaus besteht eine besondere Verknüpfung mit PC und Internet, aber dennoch liegt hier eine eigenständige Störung vor, die unterschiedlich ist zu dem krankhaften PC-/Internet-Gebrauch, wie wir ihn hier beschreiben. Der häufig verwendete Begriff »Online-Sex-Sucht« entspricht u. E. nicht dem Sachverhalt, der der Störung zugrunde liegt. Dieses Buch ist deshalb auch nicht geeignet für die Aufklärung und Anleitung von Menschen, die an einer Hypersexualität leiden und diese über PC und Internet ausleben. Natürlich sollte in diesem Fall auch in einer Psychotherapie Hilfe gesucht werden. Diese ist jedoch anders ausgerichtet als die Vorgehensweise, die wir hier beschreiben.

Dann ist noch das pathologische Glücksspielen, das über PC und Internet erfolgt, zu nennen, als Online-Poker oder Online-Sportwetten. Dieses Problem ist als krankhaftes Glücksspielen oder gewohnheitsmäßiges Spielen einzuordnen und sollte mit den spezifischen therapeutischen Methoden behandelt werden, die dafür entwickelt wurden. Dies sind keineswegs dieselben, die für den krankhaften Umgang mit PC und Internet geeignet sind. Dasselbe trifft für das krankhafte Kaufverhalten über PC und Internet zu, etwa das ausschweifende Kaufen bei Online-Warenhäusern.

Das Material bearbeiten und den Test machen

Nehmen Sie sich Zeit, suchen Sie sich ein ruhiges Plätzchen, sorgen Sie dafür, dass Sie ungestört sind, und vor allem schalten Sie den PC aus. Sie brauchen Zeit und Ruhe, um über die Fragen des *Kurzfragebogen zu Problemen beim Computergebrauch – KPC* (s. S. 44 und Online-Materialien) nachzudenken. Geben Sie Ihre Antworten ehrlich, machen Sie sich nichts vor. Arbeiten Sie allein daran, das sind nämlich sehr persönliche Dinge, mit denen Sie sich auseinander setzen. Behalten Sie die Antworten für sich.

Teilen Sie sie vor allem niemandem im Netz mit, stellen Sie sie keinesfalls etwa in ein soziales Netzwerk oder einen Chatroom. Reservieren Sie die Ergebnisse exklusiv für das Gespräch mit Ihrer Therapeutin. Alle Materialen können Sie herunterladen und dann bearbeiten. Das ist sinnvoller und diskreter als das Buch mit Notizen zu füllen: Ihre Angaben sind privat und das sollten sie auch bleiben.

Wenn Sie im Test den kritischen Wert von achtundzwanzig Punkten überschreiten, dann ist es gut für Sie psychotherapeutische Hilfe gesucht zu haben. Nur dort ist verlässlich festzustellen, wie bedenklich Ihr PC-/Internet-Gebrauch sich schon entwickelt hat und wie Sie noch einmal zurückfinden können zu einem nicht-riskanten Umgang mit PC und Internet.

Wenn du nicht weißt, woher du kommst, wirst du niemals wissen, wohin du gehst

Die nachfolgende Anleitung zur Selbsterforschung können Sie folgendermaßen nutzen: Nehmen Sie ein leeres Heft, gehen Sie die Fragen des Leitfadens durch, schreiben Sie die Fragen in das Heft und notieren Sie Ihre Antworten unter die jeweiligen Fragen. Lassen Sie sich Zeit dazu. Das kann nicht schnell erledigt werden. Kommen Sie ruhig ins Nachsinnen und Nachdenken. Seien Sie ehrlich zu sich.

Nehmen Sie sich Zeit. Diese Empfehlung präzisieren wir wie folgt:

Veranschlagen Sie einen Zeitraum von vier Wochen. In diesen vier Wochen sollen Sie die Fragen in den sechs Blöcken beantworten, schriftlich, auf Papier, in einem Heft. Nehmen Sie sich einen Block nach dem anderen vor. Beginnen Sie mit dem ersten, hören Sie mit dem sechsten auf. Lesen Sie zunächst in Ruhe und gründlich die Fragen. Dann denken Sie darüber nach, das darf ruhig drei, vier Tage in Anspruch nehmen. Erst dann schreiben Sie Ihre Einfälle, zugeordnet zu den Blöcken und Fragen auf. Vielleicht brauchen Sie in den vier Wochen Hilfestellung, dann besprechen Sie Ihr Problem mit Ihrer Therapeutin. Holen Sie sich auf keinen Fall Hilfe im Netz, in einem Chatroom oder sozialen Netzwerk. Das sind sehr private Dinge, die Ihren Schutz verdienen.

Bringen Sie das Heft, wenn Sie fertig sind, mit in die Psychotherapie und zeigen Sie es Ihrer Therapeutin. – Wir schlagen bewusst nicht vor, dass Sie die Fragen mit einem Schreibprogramm Ihres Computers beantworten. Abstand zu PC und Internet hilft Ihnen bei der Erforschung Ihres Problems.

> »Schreiben? Sie meinen Schreiben von Hand? Mit einem Stift und Papier? – Das habe ich schon seit Jahren nicht mehr gemacht. Noch nicht mal einen Einkaufszettel. Was habe ich überhaupt für eine Schrift? Ich schreibe nur mit dem Computer.«
> *Ein entgeisterter Patient, der seit sieben Jahren PC-Spiele im Übermaß spielt*
> *und den Leitfaden auf Papier mit einem Stift bearbeiten soll*

Selbsterforschung: Wie problematisch ist mein Umgang mit PC und Internet? — Ein Leitfaden zur schriftlichen Bearbeitung

> »Und da sich die neuen Tage aus dem Schutt der alten bauen,
> kann ein ungetrübtes Auge rückwärtsblickend, vorwärts schauen.«
> *Friedrich Wilhelm Weber*

Nehmen Sie sich ein leeres Schreibheft zur Hand. Gehen Sie die Fragen des Leitfadens pro Block (insgesamt sind es sechs Blöcke) durch und beantworten Sie diese gemäß der Anleitung so offen und rückhaltlos Sie können. Schreiben Sie die Überschriften in Ihr Heft und nutzen Sie die Fragen als Anstöße, in welche Richtung Sie sich Aufschluss geben wollen. Das ausgefüllte Heft der Selbsterforschung ist nur für Sie oder Ihre Therapeutin bestimmt. Niemand sonst sollte es lesen. Es sei denn, Sie erachten einen Menschen als so vertrauenswürdig und Ihnen so wohlgesonnen, dass Sie ausdrücklich möchten, dass er oder sie es liest, damit sie darüber reden können. Gehen Sie sorgsam mit Ihrem Heft um.

Die Fragen beziehen sich auf die problematische PC-/Internet-Aktivität und auf Erfahrungen in anderen Lebensbereichen, vor allem auf der Arbeit, in der Schule, in der Familie, der Partnerschaft und der Freizeit.

Block 1 Den Stier bei den Hörnern packen

(1) Womit verbringe ich am liebsten die Zeit am PC und im Internet?
▶ Welche, nicht schul-, arbeits- oder ausbildungsbezogenen PC-/Internet-Aktivitäten werden von mir bevorzugt?

(2) Wann habe ich damit begonnen?
▶ Wann habe ich damit begonnen, in problematischer Weise (nicht für die Schule oder den Arbeitsplatz) an PC und Internet aktiv zu werden? Wie hat sich das weiter entwickelt? Wie stellt sich das gegenwärtig für mich dar?
▶ Wie habe ich damals gelebt? War ich zufrieden mit meinem Leben? Inwiefern oder inwiefern nicht?
▶ Wie oft und wie lange war ich maximal an einem Tag an PC und Internet aktiv (nicht schul- oder arbeitsbezogen)?
▶ Wie lange war ich meistens am PC aktiv (nicht für die Schule, Arbeit, Ausbildung)? An wie vielen Tagen pro Woche war dies der Fall?

(3) Was hat meine problematische PC-/Internet-Aktivität ausgelöst?
▶ Wie waren meine Lebensumstände als die problematische PC-/Internet-Aktivität das erste Mal auftrat? War ich erfolgreich in Schule oder Beruf? Oder gab es dort Probleme, z. B. mit meinen Leistungen oder im Kontakt mit anderen? Wie war es um meine familiäre Situation bestellt? Fühlte ich mich wohl in Familie oder Partnerschaft? War ich mit meinem Freundeskreis zufrieden? Hatte ich überhaupt Freunde, als es anfing problematisch mit PC und Internet zu werden?
▶ Hat sich seither etwas im Leben geändert?

▶

Block 2 Gesundheit ist, wie der ganze Mensch lebt

(4) Wie lebe ich heute?
▶ Wie lebe ich? Gibt es einen Freundeskreis? Ist dieser verbunden mit der PC-/Internet-Aktivität? Gibt es einen Freundeskreis außerhalb der PC-/Internet-Aktivität?
▶ Lebe ich in einer Partnerschaft? Wie hat sich diese entwickelt? Wie hat sich unsere Beziehung entwickelt? Wie gehen wir mit uns um? Wie sieht unsere sexuelle Beziehung aus? Wünsche ich mir Veränderungen? Wird die Partnerschaft von meiner PC-/Internet-Aktivität beeinflusst?
▶ Wenn ich Kinder habe, wie ist meine Beziehung zu den Kindern? Wird das Verhältnis zu den Kindern von der PC-/Internet-Aktivität beeinflusst?
▶ Welchen Beruf übe ich aus oder strebe ich an? Bin ich zufrieden mit meinem Einkommen? Bin ich krankgeschrieben? Bin ich arbeitslos oder droht mir Arbeitslosigkeit? Wird die berufliche Tätigkeit oder die Ausbildungstätigkeit von der PC-/Internet-Aktivität beeinflusst?
▶ Wie zufrieden bin ich mit meiner Schul- oder Ausbildungssituation, oder der Berufstätigkeit? Welche Belastungen habe ich? Kenne ich Stress, Druck und Belastungen, die durch die PC-/Internet-Aktivität ausgelöst wurden?
▶ Wann war ich zuletzt am PC/Internet aktiv, ohne dass es dafür einen sachlichen Grund gab?

Block 3 Wo komme ich her?

(5) Ein Blick auf meine Geschichte
▶ Wie habe ich meine Mutter und meinen Vater erlebt? Wie alt sind sie heute? Was haben beide beruflich getan? Hatten wir genug Geld? Wie haben sich meine Eltern untereinander verstanden? Welche Beziehung hatte ich früher zu Mutter und Vater? Und wie sieht das heute aus? Gab es noch andere wichtige Bezugsperson für mich als ich klein war? Wie stehen diese oder meine Eltern zu der PC-/Internet-Aktivität bzw. was würden sie vermutlich davon halten?
▶ Wie viele Geschwister habe ich? Der wievielte bin ich in der Geschwisterreihe? Wie verstehen wir uns untereinander? Wird unser Verhältnis durch die PC-/Internet-Aktivität beeinflusst?
▶ Wie verlief meine sexuelle Entwicklung? Durch wen wurde ich aufgeklärt? Habe ich auch homosexuelle Neigungen? Falls ja, habe ich entsprechende Erfahrungen gemacht? Was bedeutet mir Sexualität? Gibt es Verbindungen zur PC-/Internet-Aktivität, bspw. hinsichtlich pornografischem Material oder Erotik-Chatrooms?
▶ Wie habe ich meine Schulzeit in Erinnerung? War das eine gute Zeit für mich? Oder habe ich daran eher schlechte Erinnerungen? Warum – was habe ich da erlebt? Wie war das Verhältnis zu meinen Klassenkameraden und Kameradinnen? Haben wir zusammengehalten? Oder war ich im abseits? Wurde ich sogar gemobbt? Galt ich als jemand, der mobbte? Kann ich eine Verbindung zu meiner PC-/Internet-Aktivität erkennen?

▶

Block 4 Ich will mir nichts vormachen

(6) Wie stark war ich »drin«?

▶ Wie war mir bei meiner bevorzugten PC-/Internet-Aktivität zumute? Wie stark war ich »drin«, im Netz oder im Spiel? Habe ich dabei alles andere vergessen? War ich davon ganz und gar in Anspruch genommen? Wurde fast alles andere gleichgültig? Ging mir nichts darüber? Verlor nahezu alles andere an Bedeutung?

▶ Gab es Zeiten, in denen ich mir ein Leben ohne diese Aktivität gar nicht mehr vorstellen konnte?

▶ Kam es vor, dass ich jedes Zeitgefühl dabei verloren hatte?

(7) PC und Internet als Seelentröster?

▶ Was hat mich an PC und Internet angezogen? Konnte ich Sorgen oder Probleme durch die Aktivität vergessen?

▶ Gab es in meinem Leben noch andere Möglichkeiten, von Sorgen oder Problemen Abstand zu gewinnen? Welche?

▶ War die PC-/Internet-Aktivität in einer weiteren Weise entlastend für mich? In welcher Hinsicht?

▶ Gab es in meinem Leben außerhalb der PC-/Internet-Aktivität andere gut funktionierende Möglichkeiten mich zu entlasten? Beispielsweise ein Gespräch mit Freunden oder Freundinnen? Oder Sport?

Block 5 Unter der Spitze des Eisbergs

(8) Ich in PC und Internet

▶ Wenn ich mich selbst in meiner PC-/Internet-Aktivität beschreiben soll – wie tue ich das? Welche Figur war »meine Figur« in einem Spiel? Womit habe ich mich besonders hervorgetan? Wer war ich im Chat?

▶ Wenn ich mich selbst in meinem realen Leben beschreiben soll – wie tue ich das?

(9) Mit viel Gefühl

▶ PC-/Internet-Aktivitäten können mit ganz bestimmten Gefühlszuständen verbunden sein. Welches Gefühl oder welche Gefühle waren bei mir vorherrschend?

▶ Welche Gefühle sind bei mir im realen Leben vorherrschend?

(10) Ich bin nicht allein

▶ Wie komme ich mit anderen Menschen zurecht? In der PC-/Internet-Aktivität und im realen Leben? Wie erlebe ich mich, wenn ich mit anderen zusammen bin? Was fällt mir leicht? Was fällt mir schwer? Was, glaube ich, denken die anderen von mir?

▶ Komme ich gut mit dem anderen Geschlecht zurecht? Glaube ich, ich bin ein attraktiver Mann, eine begehrte Frau für das andere Geschlecht? Was bedeutet mir das? – Gibt es einen Unterschied zwischen PC/Internet und realem Leben? Welchen?

Block 6 Wer den Zielhafen nicht kennt, für den ist kein Wind ein günstiger

(11) Im Leerlauf oder auf der Überholspur?

▶ Habe ich Ziele? Wie konsequent verfolge ich meine eigenen Ziele? In der PC-/Internet-Aktivität und im realen Leben?

(12) Mit mir selbst im Reinen?

▶ Wie stehe ich zu folgender Frage: Hat sich meine PC-/Internet-Aktivität zu einem Problem entwickelt? Sollte ich das wirklich ändern? Und will ich es ändern? – Oder kommt der entscheidende Impuls etwas zu ändern von meiner Umwelt, der Familie, von Freunden oder vom Arbeitgeber?

(13) Was kosten mich PC und Internet – ganz persönlich und mal ganz abgesehen vom Geld?

▶ Habe ich andere Dinge vernachlässigt, um meine bevorzugte PC-/Internet-Aktivität ausführen zu können? Habe ich andere Interessen (beruflich, privat) dafür verletzt? Wie reagierten meine Familie, mein Partner, meine Partnerin? Wie reagierte der Freundeskreis?

▶ Kam es wegen meiner PC-/Internet-Aktivität zu Problemen am Arbeits- oder Ausbildungsplatz oder in der Schule? Welche waren das?

▶ Habe ich körperliche Beschwerden bei mir beobachtet, die vermutlich auf die PC-/Internet-Aktivität zurückzuführen sind, beispielsweise Über- oder Untergewicht, Schlafstörungen, Kreuzschmerzen, Haltungsschäden? Wurden Stoffwechselstörungen festgestellt? Was habe ich gegebenenfalls unternommen, um eine Besserung der körperlichen Beschwerden zu erreichen?

▶ Habe ich eine Verschlechterung meiner Befindlichkeit beobachtet, wenn ich einmal versucht habe, mit der PC-/Internet-Aktivität aufzuhören oder diese einzuschränken? Bin ich in eine niedergeschlagene Stimmung geraten, habe ich mich geschämt oder habe ich kaum noch Antrieb gehabt, mich mit andern Dingen zu beschäftigen? – Was habe gegebenenfalls dagegen unternommen?

(14) Herr und Herrin im eigenen Haus

▶ Habe ich schon mal versucht, mit der PC-/Internet-Aktivität aufzuhören oder diese einzuschränken? Falls dies erreicht wurde, wie oft und wie lange ist mir das gelungen?

▶ Welche Reaktionen habe ich bei den Versuchen, damit aufzuhören, beobachtet?

▶ Auf welche PC-/Internet-Aktivität will ich in Zukunft ganz verzichten?

(15) Schon mal was unternommen gegen zuviel PC und Internet?

▶ War ich wegen des PC-/Internet-Problems schon in Behandlung? Ambulante oder stationäre Psychotherapie? Wie lange und wie oft? Wurde eine medikamentöse Behandlung durchgeführt? Mit welchem Medikament?

▶ Habe ich mich deswegen schon an eine Beratungsstelle gewandt?

▶ Fand ein Selbsthilfegruppenbesuch statt, welche Selbsthilfegruppe habe ich besucht, wie lange?

(16) Wie ich das Problem sehe

▶ Worin sehe ich die Ursachen des PC-/Internet-Problems?

▶ Was könnte mir am besten helfen?

▶ Was will ich für mich persönlich verändern?

▶ Was will ich an meiner Lebenssituation verändern?

Literatur zum Weiterlesen

▶ Jörg Petry (2010). Dysfunktionaler und pathologischer PC- und Internet-Gebrauch. Göttingen: Hogrefe.

▶ Kornelius Roth (2007). SexSucht. Berlin: LinksDruck.

▶ Sophinette Becker, Margret Hauch & Helmut Lieblein (2009). Sex, Lügen und Internet. Sexualwissenschaftliche und psychotherapeutische Perspektiven. Gießen: Psychosozial-Verlag.

▶ Ilona Füchtenschnieder-Petry & Jörg Petry (2010). Game Over. Ratgeber für Glücksspielsüchtige und ihre Angehörigen. Freiburg: Lambertus.

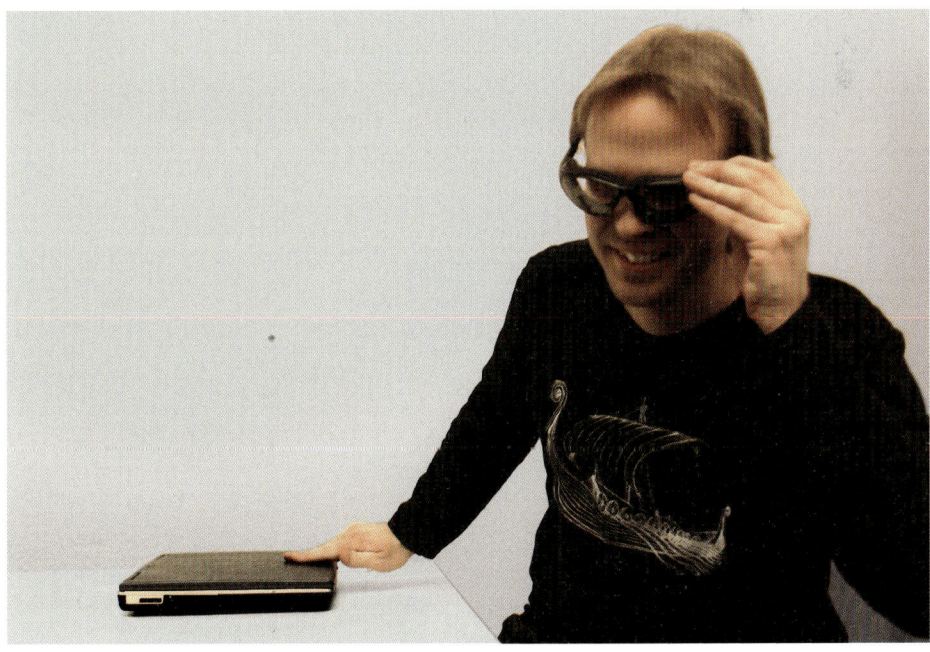

Sie finden in der Folge einige Aussagen zur Benutzung eines PC zum Spielen (Gaming), Chatten und Surfen im Internet. Bitte beurteilen Sie zu jeder dieser Aussagen, ob diese auf Sie entweder »gar nicht« zutrifft, »eher nicht zutrifft«, »eher zutrifft« oder »genau zutrifft«. Machen Sie nur ein Kreuz in das entsprechende Kästchen. Beziehen Sie Ihre Antwort auf einen Zeitpunkt, in dem Sie den PC am häufigsten benutzt haben.

Ich habe den PC *vorwiegend* benutzt zum:

Spielen ☐   Chatten ☐   Surfen ☐

Ich beziehe mich mit meinen Angaben auf das Jahr .... Damals war ich ungefähr .... Stunden wöchentlich am PC bzw. im Internet (ich beziehe mich dabei nicht auf Schul-, Arbeits- oder Ausbildungszusammenhänge).

	trifft gar nicht zu (0)	trifft eher nicht zu (1)	trifft eher zu (2)	trifft genau zu (3)
Beim Spielen/Chatten/Surfen vergesse ich alles andere um mich herum.				
Ich kann mir mein Leben ohne Spielen/Chatten/Surfen gar nicht mehr vorstellen.				
Meine Angehörigen/Freunde dürfen nicht wissen, wie viel Zeit ich am Computer verbringe.				
Das Spielen/Chatten/Surfen hat mir geholfen, meine Alltagssorgen zu vergessen.				
Nach dem Spielen/Chatten/Surfen hatte ich manchmal ein schlechtes Gewissen.				
Ich benutze Ausreden, um mein Spielen/Chatten/Surfen zu rechtfertigen.				

2

	trifft gar nicht zu (0)	trifft eher nicht zu (1)	trifft eher zu (2)	trifft genau zu (3)
Ich schaffe es nicht, das Spielen/Chatten/Surfen längere Zeit einzustellen.				
Durch das Spielen/Chatten/Surfen habe ich Probleme mit meinen nahen Angehörigen bekommen.				
Durch mein Spielen/Chatten/Surfen hat meine Arbeitsleistung gelitten.				
Beim Spielen/Chatten/Surfen befinde ich mich in einer ganz anderen Welt.				
Das Spielen/Chatten/Surfen hat meine unbefriedigte Sexualität ersetzt.				
Durch mein Spielen/Chatten/Surfen habe ich mich sozial immer mehr zurückgezogen.				
Ohne Spielen/Chatten/Surfen ist das Leben langweilig.				
Beim Spielen/Chatten/Surfen erhalte ich viel Anerkennung.				
Ich glaube, dass ich wegen meines Spielens/Chattens/Surfens therapeutische Hilfe benötige.				
Ich habe schon ganze Nächte mit dem Spielen/Chatten/Surfen verbracht.				
Ich bin wegen meines Spielens/Chattens/Surfens schon von Verwandten/Freunden kritisiert worden.				
Das Spielen/Chatten/Surfen hat meine Bedürfnisse nach Zuwendung und Liebe erfüllt.				
Beim Spielen/Chatten/Surfen verliere ich jedes Zeitgefühl.				

	trifft gar nicht zu	trifft eher nicht zu	trifft eher zu	trifft genau zu
	(0)	(1)	(2)	(3)
Durch das Spielen/Chatten/Surfen habe ich meine sozialen Beziehungen vernachlässigt.				
Summen:				
Gesamtwert aus der Addition der Einzelsummen:				

Wenn Sie den kritischen Wert von achtundzwanzig Punkten überschreiten, dann ist es gut, wenn Sie psychotherapeutische Hilfe gesucht haben. Nur dort ist verlässlich festzustellen, wie kritisch Ihr PC-/Internet-Gebrauch sich schon entwickelt hat und wie Sie noch einmal zu einem nicht-riskanten Umgang mit PC und Internet zurückfinden können.

Der Fragebogen ist erschienen in: Petry, J. (2010). Dysfunktionaler und pathologischer PC- und Internet-Gebrauch. Göttingen: Hogrefe. Abdruck mit freundlicher Genehmigung des Verlages.

3 Sie wissen, was Sie wollen, aber wissen Sie auch, was Sie brauchen?

Welche Rolle unser Selbstbewusstsein bei der Entwicklung und Überwindung des krankhaften PC-/Internet-Gebrauchs spielt

Dem Menschen ist es als einzigem Lebewesen vergönnt, über sich selbst nachdenken zu können. Dieses Vermögen wird aber oft nicht in einer freundschaftlichen Weise genutzt. Gerade im Fall des krankhaften PC-/Internet-Gebrauchs gehen die Menschen in der Realität eher feindselig mit sich um. Prüfen Sie doch einmal Ihre Beziehung zu sich selbst. Schreiben Sie das stumme Selbstgespräch, das Sie mit sich führen, auf. Machen Sie es sichtbar. Was steht da? »Ich bin ein Loser, ich kann nichts, mich mag keiner, ich habe immer nur Pech im Leben, ich habe nichts Besseres verdient«? Können Sie sich vorstellen, dass irgendjemand anderer es wagen würde, so abwertend mit Ihnen zu sprechen? Wenn Sie sich das vorstellen können, muss dieser Jemand Ihnen sehr feindselig gesonnen sein. Wenn wir uns selbst aber mit soviel Entmutigung und Herabsetzung bedenken, dann fällt uns das oft kaum auf. Wir nehmen das für bare Münze und merken gar nicht, was wir da tun – in unserer Beziehung zu uns selbst. Deshalb ist die Untersuchung dessen, wie wir mit uns selbst umgehen, eine wichtige Frage und im Fall des krankhaften PC-/Internet-Gebrauchs von besonderem Interesse.

> »Ich würde nie einem Club beitreten,
> der mich als Mitglied akzeptiert.«
> *Groucho Marx*

> »Ich achte mich selbst nicht.
> Ich kann niemanden achten, der mich achtet.
> Ich kann nur jemanden achten, der mich nicht achtet.«
> *Ein depressiver Patient*

> »Just can't live this negative way, make way for the
> positive day.«
> *Bob Marley*

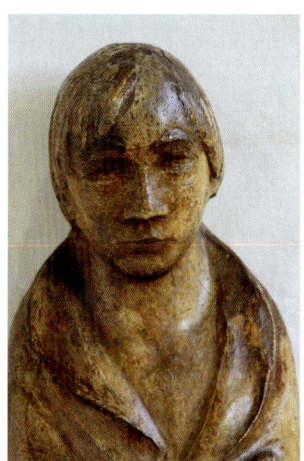

Junger Mann
(Ernst Barlach Museum)

Das Selbst drückt sich aus im Selbstwertgefühl, im Selbstbild, in der Selbstachtung. Wenn dieses Selbstbild nun zum Funktionieren dringend auf die Bestätigung von außen und besonders auf die aus der PC-/Internet-Aktivität angewiesen ist, dann ist das Innenleben leicht zu erschüttern. Es ist schwach und kränklich und bedarf der besonderen Pflege.

Das Teufelskarussell beginnt sich dann immer schneller zu drehen, wenn der Mensch gerade dort, wo ihm die Probleme mit sich selbst erwachsen sind – also in PC und Internet – nach Hilfe sucht. Der einzige Ort, wo Hilfe zu finden ist, ist die Welt der realen Beziehungen.

Malte, 26 Jahre, Biologiestudent

Ich bin intelligent, ich weiß das. Nutzt nur nicht immer was. Ich habe mich während meines Studiums ganz verloren, bin nicht mehr zur Uni, hab mich verkrochen in dem PC-Spiel und in sozialen Netzwerken im Internet. In der Therapie ist mir nach und nach klargeworden, warum. Mein Vater hat mich immer drangsaliert, nicht mit Schlägen oder so, sondern mit Ansprüchen, was ein guter Sohn alles so zu tun hat, was er nicht machen darf, aber tun soll. Alles so freudlose, strenge Sätze: Ich würde ja schon sehen, was aus mir wird, wenn ich mich nicht anstrenge. Er wäre froh gewesen, hätte man ihm das geboten, was ich bekomme. Ich wäre undankbar. Ich soll die Schule durchziehen und nicht Fußball spielen usw. – Dabei war ich alles andere als ein Faulenzer. Ich hatte immer gute Noten, aber das hat ihm nicht gereicht. Ich weiß, woher das bei ihm kommt. Er hat wahnsinnig darunter gelitten, dass er kein Akademiker werden konnte wie sein Bruder. Und das wollte er mir eben eröffnen, den akademischen Weg. Dann hätte ich seinen Traum leben können, nur ich bin dabei auf der Strecke geblieben. Er hat es gut mit mir gemeint, aber schlecht gemacht, würde ich heute sagen. Meine Therapeutin hat mir mal eine Frage gestellt, die mir die Augen geöffnet hat. Sie hat gefragt: »Wenn heute Nacht ein Zauberer käme, der dir deinen größten Wunsch erfüllen will – was würdest du dir dann wünschen?« Mir ist spontan ein Satz eingefallen: »Ich möchte endlich Lust am Leben haben, reisen, feiern, genießen, ich möchte Freunde haben und eine erfüllte Sexualität.« Da hätte ich fast geweint, so unerreichbar fern schien mir das. Wie auf einem andern Planeten. Das gibt's zwar, aber nicht für mich, so kam mir das am Anfang vor. Zum Glück ist es nicht so geblieben. Ich habe mich nach und nach frei machen können von den zu hohen Ansprüchen, die ich mit mir rumgetragen habe. Mir ist dabei klar geworden, dass ich in der PC-/Internet-Welt einen Ausbruchsversuch gewagt habe, einen Befreiungsversuch aus dem engen Korsett dieser quälend hohen Ansprüche. Allerdings mit dem Ergebnis, vom Regen in die Traufe zu kommen oder vom Ofen in die Pfanne. In der Therapie habe ich dann zaghafte erste Versuche unternommen, freundlich und nachgiebig mit mir umzugehen. Mir mal was Verrücktes zu erlauben. Also das waren ganz einfache Sachen, z. B. drei Äpfel nacheinander essen zu dürfen, wenn mir danach war, und nicht nach einem aufzuhören, eine Nacht durchzutanzen oder fünf Minuten zu spät zur Vorlesung zu kommen. Ich lebe nicht mehr nach dem Motto: 150 Prozent Leistung oder du bist nichts wert! Das habe ich überwunden. Auch mit Hilfe meiner neuen Freundin, es klappt gut zwischen uns und ich bin manchmal richtig glücklich. Ich kann sogar auf meinen Vater mit Verständnis zugehen, aber in ein enges Normenkorsett lasse ich mich nicht mehr zwingen.

Selbsterforschung: Wie ich mich sehe – Ein Leitfaden zur schriftlichen Bearbeitung

Nehmen Sie sich Zeit, suchen Sie sich ein ruhiges Plätzchen, sorgen Sie dafür, dass Sie ungestört sind, und vor allem schalten Sie den PC aus. Sie brauchen die Zeit und Ruhe, um über die Fragen des Fragebogens *Wie ich mich sehe* (s. S. 69 und Online-Materialien) nachzudenken. Geben Sie Ihre Antworten ehrlich, machen Sie sich nichts vor. Arbeiten Sie allein daran, das sind nämlich sehr persönliche Dinge, mit denen Sie sich auseinander setzen. Behalten Sie die Antworten für sich. Teilen Sie sie vor allem niemandem im Netz mit, stellen Sie sie keinesfalls etwa in ein soziales Netzwerk oder einen Chatroom. Reservieren Sie die Ergebnisse exklusiv für das Gespräch mit Ihrer Therapeutin.

Wie Sie Ihre Ergebnisse vertiefen können

Wie leistungsstark schätzen Sie sich ein? (Siehe die Fragenblöcke A, E, J im Fragebogen *Wie ich mich sehe*). Glauben Sie von sich, Sie können etwas auf die Beine stellen, oder sprechen Sie sich eher die Möglichkeit ab, etwas bewirken zu können? Und gibt es da einen Trend oder ein eindeutiges Ergebnis, dass Sie sich viel zutrauen, aber dies nur in Ihrer (nicht berufsbezogenen) PC-/Internetaktivität – während Sie sich in der Realität eher verzagt und schwach sehen? Sollte dies der Fall sein, dann überlegen Sie, welche Fähigkeit Sie sich in PC und Internet zuschreiben? Worum geht es da? Was können Sie gut? Das ist der erste Schritt. Schreiben Sie sich das auf (auf Papier, mit einem Stift), unter die Rubrik »Pluspunkte in PC und Internet« als Beispiele »Kann ich«. In gleicher Weise verfahren Sie mit der realen Welt außerhalb von PC und Internet. Überlegen Sie, was genau glaube ich denn nicht zu können in der Realität? Was Ihnen dazu einfällt, schreiben Sie rechts auf das Blatt unter die Rubrik »Kann ich nicht«, Das Blatt sollte etwa folgendermaßen aussehen:

Beispiel	Ich selbst als Leistungsmensch
+ + + Pluspunkte + + + In PC und Internet: Kann ich	– – – Minuspunkte – – – In der Realität: Kann ich nicht
Ich kann schnell und sicher Dinge regeln.	Ich kann nicht gut denken, bin schwerfällig.

»Sie können Rückschläge einstecken, aber trotzdem an Ihre Stärken glauben.«
Aus einem Horoskop

Wie stehen Sie sich selbst gegenüber? (Siehe die Fragenblöcke B und H im Fragebogen *Wie ich mich sehe*). Begegnen Sie sich eher positiv-wohlwollend oder eher negativ-ablehnend? Mögen Sie sich, könnte man sagen oder sind Sie nicht mit sich einverstanden? Schauen Sie sich Ihre Kreuze an. Ist es so, dass Sie sich in der virtuellen Welt eher sympathisch finden und in der Realität eher nicht mögen? Dann überlegen Sie bitte genauer: Was schätzen Sie an sich in PC und Internet und was lehnen Sie in der Wirklichkeit an sich ab? – Nehmen Sie dann ein neues Blatt, legen Sie es etwa so an, wie es das Beispiel zeigt und füllen Sie die Rubriken aus.

Beispiel	Ich selbst, wie ich mich mag
+ + + Pluspunkte + + + **In PC und Internet:** Was ich an mir mag. Ich bin lustig und auch manchmal gemein.	**– – – Minuspunkte – – –** **In der Realität:** Was ich nicht an mir mag. Ich bin ein Nerd.

»Niemand kann dir ohne deine Zustimmung ein Gefühl der Unterlegenheit vermitteln.«
Eleanor Roosevelt

Wie sicher fühlen Sie sich, wenn Sie mit anderen zusammen sind? (Siehe die Fragenblöcke C und G im Fragebogen *Wie ich mich sehe*). Glauben Sie an Ihre positive Wirkung auf andere oder gehen Sie eher davon aus, dass andere Sie ablehnen, nicht mögen, froh sind, wenn Sie wieder weg sind? Was haben Sie in welcher Welt angekreuzt? Fühlen Sie sich sicher in PC und Internet? Aber unsicher und gehemmt in der Wirklichkeit? Dann sinnen Sie über Beispiele nach und füllen Sie ein neues, drittes Blatt aus.

Beispiel	Wie sicher fühle ich mich selbst im Kontakt mit anderen?
+ + + Pluspunkte + + + **In PC und Internet:** Ich fühle mich sicher. Ich weiß, dass ich gut ankomme.	**– – – Minuspunkte – – –** **In der Realität:** Ich fühle mich unsicher. Ich weiß kaum, wie ich guten Tag sagen soll.

Wie gut können Sie Kritik anderer vertragen? (Siehe die Fragenblöcke D, I und M im Fragebogen *Wie ich mich sehe*). Haben Sie so angekreuzt, dass ersichtlich wird, dass Ihnen Kritik viel ausmacht, zuviel womöglich, und dass dies in der Realität viel mehr der Fall ist als in Ihrer PC-/Internet-Aktivität? Zeichnet sich ab, dass Sie im realen Leben eher eine Mimose sind und in der virtuellen Welt souverän damit umgehen? Vielleicht auch deshalb, weil das dort so gut wie nicht vorkommt? Bitte suchen Sie nach Beispielen, die für Sie zutreffen und tragen Sie diese in die bekannten Rubriken ein.

Halten Sie sich für hübsch und attraktiv oder eher für unattraktiv und hässlich? (Siehe Fragenblock F im Fragebogen). Denken Sie doch einmal darüber nach, wie es um Ihre Attraktivität bestellt ist – ganz aus Ihrer Sicht – in PC und Internet einerseits und im wirklichen Leben andererseits. Das, was Ihnen dazu einfällt, schreiben Sie bitte auf ein weiteres Blatt nach der bekannten Methode.

Sind Sie überzeugt, eigene Ziele auch aus eigener Kraft erreichen zu können? (Siehe Fragenblöcke K, L und P im Fragebogen). Die Gewissheit, Erfolg zu haben, wird dort eingeschätzt. Bitte sehen Sie sich an, wo Sie die Kreuze bei den ersten und den zweiten Fragen gemacht haben, und überlegen Sie sich, warum Sie dort angekreuzt haben. Suchen Sie nach Beispielen für Ihre Entscheidung und tragen Sie diese wieder auf ein neues Blatt ein.

Wieviel Einfluss auf andere schreiben Sie sich zu? (Siehe Fragenblöcke N, O und Q im Fragebogen). Haben Sie hier ein spiegelbildliches Verhältnis festgestellt in dem Sinn, dass Sie in PC und Internet viel Einfluss auf andere haben, in der wirklichen Welt aber kaum oder gar nicht? Überlegen Sie Beispiele für jedes Ergebnis und tragen Sie diese in ein neues Blatt ein, so wie Sie es bei den anderen Blättern gemacht haben.

+ + + Pluspunkte + + +	− − − Minuspunkte − − −
In PC und Internet:	**In der Realität:**
Ich habe Einfluss.	Ich habe keinen Einfluss.
Meine Stimme zählt was.	Auf mich hört niemand.

Bringen Sie Ihre Arbeitsergebnisse in Ihre Therapie ein.

Selbsterforschung: PC-Selbst und Real-Selbst — Ein Leitfaden zur schriftlichen Bearbeitung

Glauben Sie von sich, Sie können etwas auf die Beine stellen, oder sprechen Sie sich eher die Möglichkeit ab, etwas zu bewirken? Gibt es da einen Trend oder ein eindeutiges Ergebnis, dass Sie sich viel zutrauen, aber nur in Ihrer (nicht berufsbezogenen) PC-/Internetaktivität – während Sie sich in der Realität eher verzagt und schwach sehen? Stellen Sie gegenüber, was Sie in Bezug auf Leistungsanforderungen in der PC-Welt sowie in der Realität an sich mögen, an sich nicht mögen, was Sie sich wünschen und wie Sie nicht werden wollen. Der Fragebogen *PC-Selbst und Real-Selbst* (s. S. 74 und Online-Materialien) gibt Ihnen Gelegenheit, systematisch diese wichtigen Aspekte Ihres Selbst weiter zu erkunden.

Wenn Sie mit Ihren Aufstellungen fertig sind, dann nehmen Sie diese bitte Ihrer Therapeutin mit in die Therapie. Manchmal ist das auch eine sanfte Art, wie Sie Ihre Therapeutin darauf hinweisen können, was Ihnen wichtig ist, nachdem Sie nun in sich hineingeschaut haben, und was Sie davon vertiefen möchten. Mit dem ausgefüllten Material könnten Sie ihr zu verstehen geben, dass Sie sich beispielsweise damit beschäftigen möchten, wie leistungsstark Sie sich sehen, für wie sympathisch und attraktiv Sie sich halten oder wie gut Sie mit Kritik umgehen. Es könnte Ihnen aber auch darum gehen, wie sicher Sie sich im Kontakt mit anderen fühlen, wie stark Sie an sich glauben und wie viel Einfluss auf andere Sie sich zuschreiben. Wir wissen, dass diese Suche nach dem Selbst nicht einfach ist, manchmal sogar schmerzlich und bestürzend. Bedenken Sie aber:

> »Ach, und wo kein Schatten, da ist auch kein Licht.«
> *Franz Grillparzer*

Deshalb gehen Sie beherzt darauf zu, in sich selbst hineinzuschauen. Obwohl es etwas Mut braucht, empfehlen wir Ihnen, dort zu suchen, wo es etwas zu finden gibt, auch wenn es Sie in finstere Gefilde führt. Ihre Therapeutin kann Ihnen leuchten, so dass Ihnen ein Licht aufgeht, Sie also unterstützen, wenn es schwierig für Sie wird. Machen Sie es nicht, wie der Mann, der seine Schlüssel verloren hat:

> »Unter einer hellen Straßenlaterne steht nachts ein Mann und sucht und sucht. Ein Polizist kommt des Weges und fragt ihn, was er da mache. Der Mann antwortet: ›Ich suche meine Schlüssel.‹ Nun suchen beide und finden die Schlüssel nicht.

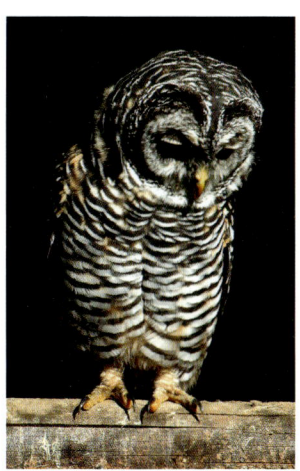

Der Polizist fragt: ›Sind Sie sicher, dass Sie die Schlüssel hier verloren haben?‹ Der Mann antwortet: ›Nein nicht hier, dort hinten. Aber dort ist es zu finster zum Suchen.‹«
Paul Watzlawick

Suchen Sie dort, wo es etwas zu finden gibt, nicht dort, wo es angenehmer zu suchen ist. Seien Sie weise. Suchen Sie die Antwort in sich selbst.

»Es ist nicht leicht, das Glück in sich selbst zu finden, doch es ist unmöglich, es anderswo zu finden.«
Agnes Repplier

3

Lars, 25 Jahre, Mehrpersonen-Online-Rollenspieler, arbeitslos mit Abitur, aber ohne Studium oder Berufserfahrung

Ich war nur mäßig überzeugt, ob ich das Spielen wirklich ganz aufgeben soll. Ich dachte, wenigstens ein oder zwei Stunden am Tag, das müsste doch gehen. Mir wurde geraten erstmal ein stationäre Behandlung in einer psychosomatischen Spezial-Rehaklinik zu machen, weil bei mir beruflich so vieles im Argen lag und auch meine Wohnsituation … na ja, man muss sagen, ziemlich desolat war. Ich lebe mehr oder weniger in einem Loch, aber so lange ich zwölf bis 16 Stunden online war, war mir das egal. Und das sollte jetzt anders werden. Zuerst war ich ganz froh mit der Klinik, das gute Essen, das saubere Zimmer, die anderen Patienten, die das dasselbe Problem hatten, und die Therapeutinnen verstanden was von der Sache. Das ist ja nicht immer so. Ich war vorher auch bei anderen gewesen, da hatte ich den Eindruck, die können einen Computer nicht von einer Waschmaschine unterscheiden. Also, alles ließ sich gut an. Ich kam voran, dachte ich. Bis ich an das Eingemachte kam. Das fing an damit, dass wir über meine berufliche Zukunft gesprochen haben. Ich wollte Theoretische Physik studieren, in den USA am Massachusetts Institute of Technology in Cambridge, das hat nämlich weltweit den besten Ruf. Und da wurde mir gesagt, das seien Luftschlösser, ich soll realistisch planen. Da war ich stinksauer, habe es aber nicht gezeigt. Das heißt, meine Therapeutin hat es doch gemerkt und mich ermuntert, meine Wut rauszulassen – natürlich ohne jemandem dadurch zu schaden. Erstmal sollte ich Worte dafür finden, das gelang mir aber nicht. Deshalb wollte ich mich lieber ablenken. Ich habe gemalt, das zeigen sie einem dort. Spielen konnte ich ja nicht. Meine Therapeutin wollte dann das Bild sehen und mit mir darüber sprechen. Ich habe es aber nur zur Ablenkung gemalt, glaubte ich zuerst. Sie hat dann doch etwas darin gesehen und mich daraufhin gewiesen, dass ich einen Riesenkrater gemalt habe, aus dem feurig-rote Lava explodiert und dass das doch ein ziemlich deutliches Symbol für einen Vulkan voller Wut in mir sein könnte. Ich wollte aber meine Wut nicht spüren. Das hat uns dann ziemlich lange beschäftigt. Macht keinen Spaß, sich ins Gesicht zu gucken, wenn man jahrelang sein wahres Ich mit dem Spielen bandagiert hat. Ich war drauf und dran, die Therapie abzubrechen, bin aber geblieben. Gott sei Dank. Jetzt fange ich mit einer Berufsfindungsmaßnahme an. Da kann ich ausprobieren, was mir so liegen würde. In der Klinik wurde ich auch in eine Einrichtung für betreutes Wohnen vermittelt. Ich denke, ich habe meine Zukunft jetzt auf einem stabilen Fundament geplant. Und mit dem Spielen fange ich nicht mehr an. Ich habe wieder das Angeln für mich entdeckt. Da war ich früher mal ganz wild drauf, das war schön. Das hatte ich ganz vergessen. Und Freunde finden, das ist das Wichtigste.

»Nichts Schöneres unter der Sonne als unter der Sonne zu sein.«
Ingeborg Bachmann

»Wir wollen uns Erinnerungen machen, die Funken sprühen!«
Kurt Tucholsky

Das innere Team

Damit es gelingt, das Schöne im wirklichen Leben zu entdecken, muss ich mit mir im Reinen sein. Das Bild vom »inneren Team« von Schulz von Thun hilft dabei. Bei dem »inneren Team« handelt es sich um ein Sinnbild dafür, dass wir unterschiedliche Kräfte in uns haben, die sich mehr oder weniger gut verstehen können, wie dies in normalen Arbeitsteams auch der Fall sein kann. Da gibt es oft ängstliche Zauderer, die immer nur die Gefahren sehen, die Vorwärtsstürmenden, die alle Bedenken zur Seite wischen, Jähzornige, die schnell aus der Haut fahren, und solche, die auf Harmonie aus sind und für Ausgleich sorgen. Alle haben eine Stimme und müssen sich zusammenraufen. Das gilt auch für unser Innenleben. Wir sollten uns selbst verstehen und die Kräfte kennen, die in uns am Werk sind. Diese inneren Kräfte nennen wir hier inneres Team. Wir wollen Ihnen helfen, Ihre Teammitglieder besser kennenzulernen.

Vergegenwärtigen Sie sich, wie Ihr inneres Team aussieht. Wer hat das Sagen? Wer kommt kaum zu Wort? Überlegen Sie sich, je nachdem, welche inneren Anteile Sie stärken müssen und welche mehr in den Hintergrund treten sollen. Dabei hilft der Test *Mein inneres Team* (s. S. 78 und Online-Materialien). Bringen Sie Ihr Ergebnis in Ihre Psychotherapie ein.

Im inneren Team finden sich in der Regel folgende Teammitglieder mit unterschiedlichem Einfluss zusammen – wir haben den jeweils typischen Impuls, der von jedem ausgeht, an einem Beispiel verdeutlicht. Es handelt sich um die innere Reaktion des einzelnen Teammitglieds auf eine Alltagssituation, in der sich ein Mensch von jemandem auf die Füße getreten fühlte.

Das ängstliche Teammitglied. »Mache einfach nichts. Lass die Sache auf sich beruhen. Hat doch keinen Sinn. Gehe kein Risiko ein.«

Das ehrgeizige Teammitglied: »Jetzt unternimm endlich was! Probleme sind da, um gelöst zu werden, los mach schon!«

Das wütende Teammitglied: »Das lässt du dir jetzt nicht mehr gefallen! Jetzt schlägst du mal zurück!«

Das freundliche Teammitglied: »Habe doch auch einmal für den anderen Verständnis! Er hat es auch nicht leicht.«

Die Forderungen und Standpunkte aller Teammitglieder haben etwas für sich, weil sie jeweils einen anderen, beachtenswerten Aspekt thematisieren. Es kommt darauf an, alle positiven Aspekte zusammenzuführen.

Dabei hilft folgende Vorstellung: Stellen Sie sich die Teammitglieder als Goldsucher vor. Alle haben den gleichen Job, aber sie schürfen an sehr verschiedenen Orten und jeder hat ein spezielles Gold aus seiner Mine, das er anbieten kann. Das eine Gold hat einen ganz besonderen Glanz, das andere ist besonders hart, das dritte besonders rein und das vierte ist leicht zu schürfen und deshalb in Hülle und Fülle zu haben. Es ist hilfreich, das Gold jedes Teammitglieds zu heben, sich aber nicht nur auf das Gold aus einer Mine zu verlassen, sondern die Ausbeute aller Teammitglieder bei der Problemlösung zusammenzuführen, d. h. das Gold eines jeden Teammitglieds zu verschmelzen zu einem grandiosen Schatz.

Welches Gold hat das ängstliche innere Teammitglied zu bieten? Es mahnt zur Wachsamkeit und zur Vorsicht. Bloß nichts überstürzen. Das kann ins Auge gehen.

Welches Gold hat das ehrgeizige innere Teammitglied zu bieten? Es setzt Ihnen Ziele, gibt Ihnen die Energie, diese auch zu erreichen.

Welches Gold hat das wütende innere Teammitglied zu bieten? Es hilft Ihnen, sich zu wehren.

Welches Gold hat das freundliche innere Teammitglied zu bieten? Es verschafft Ihnen Sympathie bei anderen und lässt Sie andere verstehen.

Am besten ist es, wenn diese inneren Teammitglieder sich gut verstehen und je nach situativer Anforderung nach vorne treten und das Sagen haben. Wenn Sie in einer Leistungssituation sind, sollte das ehrgeizige Teammitglied bestimmen, was läuft, und nicht das ängstliche. Wenn Sie sich wehren sollten, dann ist das wütende Teammitglied gefragt. Wenn Sie vorsichtig sein sollten, ist es am besten, das ängstliche Teammitglied übernimmt das Kommando. Und wenn Sie sich Freunde machen sollten, dann sollte das freundliche Teammitglied der innere Chef sein. Diese Arbeitsteilung klappt aber nicht immer so ideal. Das kann negative Folgen haben. Deshalb: Finden Sie heraus, wer in Ihrem inneren Team am meisten Einfluss hat.

Wie sieht Ihr Teamprofil aus?

Der besonders ungünstige Fall ist dann gegeben, wenn sich nur ein Teammitglied in den Vordergrund schiebt und die anderen nicht zu Wort kommen. Hieraus ergibt sich oft ein gefährlicher Gebrauch von PC und Internet. Die einseitige innere Steuerung durch nur ein Teammitglied engt nämlich den Handlungsspielraum sehr ein. Fehler und Schwächen sind dadurch vorprogrammiert. Die riskante Flucht in die PC-/Internet-Welt scheint dann der einzige Ausweg zu sein.

Aber jetzt zu den einzelnen inneren Teammitgliedern:

Der Ängstliche hat das Sagen

»... wird schon nicht so schlimm werden.« Der Ehemann, der nach einem frühmorgendlichen Krach mit seiner Frau im Auto denkt, das wird sich schon wieder einrenken, alles halb so schlimm, spielt den Ernst der Situation herunter und gibt ihm in seiner persönlichen Bewertung weniger Gewicht. Dadurch reduziert er für sich seine Stressbelastung. Insofern kann diese gedankliche Bewertung durchaus von Vorteil sein. Tut man es aber zu oft, läuft man Gefahr, dass man sich abzeichnende krisenhafte Entwicklungen übersieht. Der Ehemann wird vielleicht eines Tages überrascht vor der Entscheidung seiner Frau stehen, sich scheiden zu lassen. Möglicherweise hat er zu oft die Brüche und den Streit in der Beziehung heruntergespielt.

> »Ich bemühe mich, alles leicht zu nehmen.«
> *Dustin Hofmann*

»... ich will keinen mehr sehen.« Zwar hilft es manchmal, andere zu meiden, weil man mit sich allein sein muss, aber wenn dies im Alltag zu sehr die Regel wird, lauern viele Gefahren. Wir sind soziale Wesen und soziale Isolation schadet uns, wenn sie über längere Zeit betrieben wird. Oft sind Bindungsängste aber Trennungsängste: Um gar nicht erst Gefahr zu laufen, zurückgewiesen zu werden, wird dann naher Kontakt zu anderen vermieden. So eist man sich ein, wird »cool«.

»... dem gehe ich jetzt besser aus dem Weg.« Die Versuche, unangenehme Situationen (oder Menschen) zu meiden, sind manchmal ein durchaus angebrachtes Verhalten. Man muss nicht jede Herausforderung annehmen und kann sich dadurch schonen. Andererseits kann eine ausgeprägte Vermeidungstendenz den eigenen Handlungsspielraum immer mehr einschränken. Besonders augenfällig werden die negativen Konsequenzen im Falle der Angstreaktion: Indem ich die Angst vermeide, füttere ich sie regelrecht, mache sie groß und stark und lasse sie immer mehr Macht über mich gewinnen.

»... ich geb's auf.« Auch diese Selbstanweisung, die zunächst ungünstig erscheinen mag, hat Vorteile: Wenn ich beispielsweise in einer verfahrenen Partnerschaft lebe, brauche ich die Resignation als Phase, um mir innerlich einzugestehen, dass die Beziehung nicht mehr zu retten ist. In diesem Fall schaffe ich mir eine Plattform, die mir neue Handlungsmöglichkeiten eröffnet.

Natürlich ist diese Strategie nicht förderlich, wenn sie allzu großen Raum im Leben eines Menschen einnimmt. Der packt dann womöglich gar nichts mehr an, verharrt im Stillstand und vergibt sich viele Möglichkeiten.

> »Das Rowling-Prinzip: Gib einem Tag mindestens zwölf Chancen, bevor du ihn (und dich) aufgibst.«
> *Joanne K. Rowling, die Autorin der Harry-Potter-Romane, wurde mit ihrem Buch, das sie reicher als die Queen machte, zunächst von 12 Verlagen abgelehnt. In der Haut der Lektoren möchte man nicht stecken. Rowling gab aber nicht auf und hatte sensationellen Erfolg.*

Manchmal sind aber durchaus Abschied und Loslassen die beste Lösung. Das muss nicht immer eine Niederlage bedeuten. Denn:

> »Wenn eine Henne auf einem Porzellanei hockt, hilft die größte Geduld nicht.«
> *Lebensweisheit*

> »Das wichtigste Instrument des Wissenschaftlers ist der Papierkorb.«
> *Jurist für Römisches Recht*

Tatsächlich hält das Leben immer mehrere Möglichkeiten für uns bereit. Es kommt darauf an, diese für uns zu entdecken und zu erschließen. Erkunden Sie des Lebens' Ruf an Sie mit Hilfe Ihrer Psychotherapeutin. In PC und Internet wird der Ruf nicht zu hören sein. Davon werden Sie sich verabschieden müssen, zumindest was die Spiele, den Chat und das ziellose Surfen angeht.

> »Es wird vielleicht auch noch die Todesstunde,
> uns neuen Räumen jung entgegen senden,
> Des Lebens' Ruf an uns wird niemals enden.
> Wohlan denn, Herz, nimm Abschied und gesunde.«
> *Hermann Hesse*

»... bloß weg hier.« Schnell die unangenehme Situation verlassen wollen, ist auf den ersten Blick vielleicht nicht empfehlenswert, kann es aber dennoch sein. Es gibt Situationen, in denen man am besten die Flucht ergreift, beispielsweise wenn man von überlegenen Gegnern angegriffen wird, aber auch, wenn man einer bedrückenden Situation entfliehen möchte, weil man der Belastung zumindest für heute ein Ende setzen will. Die Nachteile dieser inneren Selbstanweisung liegen aber auch auf der Hand. Ergreife ich zu schnell das Hasenpanier, schränke ich meine Entwicklungsmöglichkeiten ein, gebe ich mir kaum eine Chance, weiter zu kommen in meinen Fähigkeiten, mich zu wehren. Darüber hinaus leidet das Selbstwertgefühl beträchtlich, wenn ich immer mehr von mir den Eindruck gewinnen muss, dass ich Gefahren, Bedrohungen oder bedrückenden Atmosphären nicht standhalten kann.

Der Freundliche hat das Sagen

»... da konnte ich jetzt wirklich nichts dafür.« Man entlastet sich selbst von einem negativen Ereignis oder einer negativen Entwicklung, an der man beteiligt war: So mag der Autofahrer, der ein Kind angefahren und schwer verletzt hat, versuchen, dieses Unglück für sich erträglicher zu machen, indem er sich sagt: »Ich habe keine

Schuld. Die Ampel für mich war auf Grün.« Weniger dramatisch, aber durchaus den gleichen Nutzen erreichend sind die Versuche, Vorwürfe und Anklagen von sich abzuweisen und sich zu sagen: »Ich habe keine Schuld«, beispielsweise, wenn der Chef beanstandet, dass die Abteilung nicht richtig arbeitet oder wenn der gemeinsame Urlaub mit dem Ehepartner eher eine Enttäuschung war. Diese gedankliche Kommentierung entlastet und lässt die Stressbelastung weniger drückend werden. Auf der anderen Seite vergibt man sich dadurch die Möglichkeit, bei sich selbst auf neue Wege und bessere Strategien zu kommen, wenn man sich quasi den Stoff entzieht, um überhaupt Analysen des eigenen Verhaltens vornehmen zu können und neue Lösungen zu entwickeln. Sie sehen, wie sich bei jeder inneren Verarbeitung von Stress und Belastung im Selbstgespräch ein Für und ein Wider für die jeweilige Strategie finden lässt.

»… es gibt doch viel Schlimmeres.« Schwere oder belastende Dinge werden dadurch relativiert, dass anderes herangezogen wird, das eben viel schlimmer ist. Wenn jemand z. B. wieder eine Abfuhr bei einem Mädchen, das ihm gut gefällt, einstecken musste, dann mag er sich dadurch trösten, indem er sich sagt: »Andere Mütter haben auch schöne Töchter, macht doch nichts, es gibt wirklich Schlimmeres.« Eine solche Form der Verarbeitung hilft und lässt die Enttäuschung weniger schwer werden. Mache ich das jedoch oft, eigene Belastungen und Enttäuschungen herunterzuspielen nach dem Motto »Schlimmer geht immer«, besteht die Gefahr, dass ich meine Interessen und Bedürfnisse nicht mehr wahrnehme. Ja, vielleicht diese nicht einmal mehr formulieren kann, weil ich mir gewissermaßen gleich das Recht abspreche, Bedürfnisse zu haben, etwas zu vermissen und auf etwas drängen zu dürfen, weil ich mir von vornherein sage: »Es gibt doch Schlimmeres.« Andererseits kann es aber durchaus hilfreich sein, durch den Vergleich mit anderen, denen es schlechter geht als mir selbst, Gelassenheit und Zufriedenheit zu erlangen mit dem, was ich habe, beispielsweise mir die Vorzüge einer bestehenden Beziehung klarzumachen, obwohl die Partnerin oder der Partner nicht jedes Ideal erfüllt.

> »Der Pessimist sieht die Schwierigkeiten jeder Gelegenheit,
> der Optimist sieht die Gelegenheit in jeder Schwierigkeit.«
> *Lawrence P. Jacks*

»… ich muss jetzt mal abschalten.« Die einzige Möglichkeit, sich Entspannung und Wohlbefinden zu verschaffen, liegt manchmal darin, sich bewusst auf etwas anderes zu konzentrieren als auf die Stressquelle. So gesehen ist diese Verarbeitungsstrategie ein großer Aktivposten. Tue ich das aber bei jedem Problem oder sehr oft, wird mir auch die Möglichkeit verwehrt, krisenhafte Entwicklungen in Beziehungen oder am Arbeitsplatz zu erkennen. Denn ich muss mich erst einmal mit einer belastenden Situation beschäftigen, wenn ich Problemlösungen finden will. Lenke ich mich ab, schüttele quasi das belastende Ereignis ab, bin ich zwar für den Moment entlastet – manches mag sich sogar von selbst erledigen – aber die Gefahr besteht doch, dass wirkliche Probleme, wenn ich sie unbeachtet liegen lasse, zu einer Lawine werden können, die mich dann überrollt.

»… wem könnte ich mich jetzt anvertrauen?« Ein mächtiger Aktivposten, der unter allen anderen Selbstgesprächsstrategien in seiner positiven Bedeutung herausragt, ist der Freimut, Rat und Hilfe bei anderen zu suchen. Diese menschlichen Sprungtücher, d. h. die Freunde, die Bekannten und die Kollegen, gehören zu den Wunderwaffen gegen Stress. Wer sich einem anderen anvertraut, seine Not oder Belastung eingesteht und sich Rat und Hilfe holt, wird besser mit Belastung fertig.

»… ich bin wirklich arm dran.« Das sieht auf den ersten Blick nach einer Selbstkommentierung aus, die nicht empfehlenswert ist. Aber auch sie hat ihre Berechtigung: Es ist durchaus wichtig, sich auch selbst schwache und hilflose Seiten zuzugestehen. Dazu gehört auch, dass man sich selbst leid tun kann. Menschen, denen das gar nicht möglich ist, sind oft von einer inneren Härte, die sich schließlich gegen sie wendet.

> »Der, der ich bin, grüßt voll Trauer den, der ich sein sollte.«
> *Augustinus, Kirchenlehrer*

Der Ehrgeizige hat das Sagen

»… Probleme sind da, um gelöst zu werden.« Dies ist die zupackende, die aktive, die sich offensiv den Schwierigkeiten stellende Strategie.

> »Nicht gackern, sondern Eier legen.«
> *Lebensweisheit*

Wer hier oft ja sagt, der gehört vielleicht zu den Menschen, die meinen, Probleme müssen immer gelöst werden. Wenn man nur will, dann schafft man es auch oder Ähnliches mehr. Natürlich steckt in dieser Herangehensweise viel Energie und vielleicht auch die Macht zur Veränderung von Problemen, aber die Kosten einer solchen Vorgehensweise treten schnell in den Blick. Was wie eine bewunderungswürdige tatkräftige Herangehensweise aussieht, entpuppt sich bei näherem Hinsehen als kräftezehrende Strategie, nämlich dann, wenn sie zu oft angewandt wird. Der, der sie anwendet, beißt sich vielleicht die Zähne aus, weil manche Probleme nicht so »geknackt« werden können, wie er das gern möchte. Wenn ein naher Angehöriger stirbt, ein geliebter Partner einen verlässt, ein Lebenstraum in die Brüche geht, hilft die zupackende durchgreifende Art nicht, sondern schafft vielleicht erst recht neue Probleme.

»… ich muss mich zusammenreißen.« Gemütsbewegungen in Schach zu halten und nicht loszuweinen oder nicht loszuschreien, ist dann von Vorteil, wenn es dienlich ist, die eigenen Gefühle zu kontrollieren, wie etwa am Arbeitsplatz. Das wird aber dann zum Fallstrick, wenn man zu häufig und zu strikt Ärger, Zorn und Trauer unterdrückt, bei sich behält und auf keinen Fall versucht preiszugeben. Wenn Sie sich die Funktionsweise des vegetativen Nervensystems vor Augen führen (im Kapitel 7), erkennen Sie, wie gefährlich es sein kann, starke Gefühle zu unterdrücken. Die dadurch aufgestaute Spannung im Körper kann sich ein Ventil suchen, indem sie ein inneres Organsystem ansteuert und so Beschwerden oder Schmerzen verursacht.

»… da habe ich schon ganz andere Sachen durchgestanden.« Hier machen wir uns unser inneres Steuerungssystem zunutze, um uns selbst zu ermuntern und Kraft zu geben für die Bewältigung der Probleme, die vor uns liegen.

> »Man muss standhaft sein wie ein Dachdecker.«
> *Politikerweisheit*

Wird die Selbstermunterung jedoch in einem zu großen Ausmaß betrieben, gerät sie vielleicht zur Schönfärberei und zum Übersehen kritischer Punkte, die eher zur Zurückhaltung raten würden, als zum immer wieder sich selbst ermutigenden beherzten Daraufzugehen.

Der Wütende hat das Sagen

»… da könnte ich um mich schlagen.« Ärger und Zorn brauchen ein Gesicht, d. h. es muss auch möglich sein, kritische oder ärgerliche Regungen auszudrücken. Unterdrückte Wut kann zu starken Spannungen führen. Von Nachteil ist, wenn es zu oft geschieht, zu ungesteuert, zu wenig überlegt – wenn die Wut mit einem durchgeht.

»… wie kann ich mich nur so dumm dranstellen.« Es ist wichtig, ein schlechtes Gewissen haben zu können, in der Bilanz eigenen Verhaltens Kritikpunkte entdecken zu können und – falls man falsch gehandelt hat – auch Schuldgefühle zu entwickeln. Nun liegt es auf der Hand, dass das Sich-an-die-eigene-Nase-Fassen von großem Nachteil dann werden kann, wenn Selbstkritik zur Selbstverdammung wird, wie im folgenden Beispiel.

Beispiel

Ein PC-Gamer über sich selbst vor seiner Psychotherapie
Warum gelingt es mir nicht, mich anzunehmen und in Ordnung zu finden? Warum mache ich mich selber schlecht? Warum kann ich nicht glücklich sein mit mir und meinem Aussehen? Ich Idiot, ich selbstmitleidiger, mir im Weg stehender Depp.

Vielleicht kommt die Angst, kommen die Sorgen, es nicht zu schaffen, deshalb, weil der Dämon in mir, der mich leiden lassen will, mir zu verstehen gibt, dass ich alles, was mich glücklich gemacht hat (vor allem das PC-Spielen), aufgeben muss. Ich bin nicht zum Glücklichsein gemacht.

»… da muss ich doch dahinterkommen.« Diese Selbstanweisung birgt viele Möglichkeiten, weil sich der Einzelne mit dem, was geschehen ist, gedanklich auseinandersetzt. Er analysiert die Situation, untersucht ihre Einflussfaktoren, sieht sich an, was geschehen ist. Dadurch wird er auf manche Idee kommen, wie er etwas besser machen kann. Insofern ist dies günstig. Wenn dies aber zum Grübeln wird, zum nutzlosen Mühlrad im Kopf, dann wird diese Aufgabenstellung, die der Mensch sich selbst gibt, zu Stress und belastet ihn übermäßig.

Interpretation der Ergebnisse

Was können Sie aus Ihren Ergebnissen schlussfolgern? Ist Ihr inneres Team in einer Schieflage? Dominiert viel zu sehr nur ein Teammitglied? **Ein falscher, gefährlicher Gebrauch von PC und Internet liegt dann recht nahe.** Dabei ist stets zu bedenken, dass PC- und Internet-Aktivitäten tatsächlich kurzfristig aus einer Misere »helfen«. Für die Dauer der PC-/Internet-Aktivität sind Sorgen, Angst, Schmerz oder Anspannung vergessen. Allerdings zu einem hohen Preis, zumal an den Ursachen nichts geändert wird: Die Ursache des Drucks und des Stress im Alltag wird nicht behoben, sondern es werden nur deren Erscheinungsformen vorübergehend zum Vergessen gebracht. Und selbst dieser Tropfen auf einen heißen Stein ist nur zum Preis hoher Risiken zu haben. Denn langfristig sind die Nachteile beträchtlich: In letzter Konsequenz wird sogar eine psychische Erkrankung, der pathologische PC-/Internet-Gebrauch, riskiert. Aber lange bevor diese Erkrankung eintritt, wird das vielleicht ursprünglich vorhandene facettenreiche und vielfältige innere Team des Menschen schleichend abgebaut. Der Mensch verarmt innerlich, die Versuche, den Anforderungen der Welt zu begegnen, werden immer wirkungsloser.

Fallbeispiel

Torben, 22 Jahre, macht ein freiwilliges soziales Jahr

Ich habe schon mit zwölf Jahren angefangen, PC-Spiele zu spielen, so Strategiespiele, Kriegsspiele, die im II. Weltkrieg spielten. Mein Vater hat das damals mit mir gespielt, war ganz cool. War ein schöner Kontrast zu meinem sonstigen Leben. In der Schule war ich immer der Dumme, der der immer verscheißert wurde. Ich habe einen ziemlich kleinen Kopf und da haben Sie mich immer »Zeckenfresse« genannt. Ich habe versucht, Freundschaft zu schließen, auch mit Geschenken, habe immer Süßigkeiten verteilt und so, aber wirklich was geändert hat sich nicht. Ich habe den Zorn in mich reingefressen. Das sehe ich heute so, durch die Therapie. Früher war mir das nicht klar. Da habe ich mich, wann immer ich konnte, an den PC geschwungen und war dann ein großer Macker im Spiel und später im Chat. Ich hatte in einem Partnerschafts-Chatroom – da war ich dann aber schon älter, so um die 20 – ein tolles Mädchen kennengelernt, leider 800 km weit weg von mir. Aber auch wenn sie bei mir im selben Ort gewohnt hätte, ich glaube, sie hätte mich nicht wirklich treffen wollen. Gechattet haben wir aber wahnsinnig intensiv, auch erotisch und so. Ich hatte ja noch nichts mit Mädchen gehabt. Und da dachte ich, das ist meine große Liebe. Wir müssen zusammenziehen, ich packe gleich die Koffer, suche sie dort in der anderen Stadt, wir ziehen zusammen und erleben das große Glück. Aber je mehr ich auf ein Treffen gedrängt habe, umso mehr hat sie sich zurückgezogen. Manchmal hat sie tagelang nichts von sich hören lassen. Ich bin fast verrückt geworden. Gott sei Dank habe ich aber den Therapieplatz gekriegt. Am Anfang wollte ich nichts davon hören, das mit dem Umzug in Frage zu stellen. Ich dachte, wenn ich erst vor ihrer Tür stehe, mit einem Rosenstrauß in der Hand, dann beginnt unsere einzigartige Romanze. Das war alles so intensiv im Chat, das konnte doch kein Irrtum sein, das musste doch wahre Liebe sein, dachte ich. Es hat lange gedauert bis ich begriffen hatte, dass ich einer Illusion aufgesessen bin. Dass ich meine Sehnsüchte auf diesen Chat-Kontakt geworfen hatte. Das hat weh getan, war aber heilsam. Schließlich hat sie gar nichts mehr von sich hören lassen. Nach und nach habe ich in der Therapie gelernt, trotzdem mehr Zutrauen zu mir zu fassen – im wirklichen Leben. Und heute kann ich ziemlich gelassen damit umgehen, dass mein Kopf recht klein ist. Das Große ist nicht immer das Bessere.

Machen Sie das Beste aus Ihrem Selbstbewusstsein

Wenn es Ihnen schwerfällt, Entscheidungen zu treffen, denken Sie daran, dass es oft gleichgültig ist, welche Entscheidung Sie treffen. Hauptsache, Sie tun etwas.

> »Iss dein Eis, bevor es schmilzt.«
> *Lebensweisheit*

> »Wie wahrscheinlich ist es heute, dass du der Mensch werden kannst, der du einmal sein willst? – Ein Scheitern auf dem Weg dahin kann hilfreicher sein als ein Sieg, denn aus Niederlagen kann unmittelbar Weisheit gewonnen werden.«

Wirft man Ihnen oft vor, dass Sie zu langsam sind und zu lange Zeit brauchen für Dinge, die Sie zu erledigen haben? Sie streben aber immer Perfektion an und wollen sich deshalb nicht beeilen? Machen Sie sich bewusst, dass es besser ist, gut zu sein als perfekt sein zu wollen. Sagen Sie sich selbst: »Gut ist gut genug.«

> »Liebe Deinen Nächsten wie dich selbst – aber liebe dich!«
> *Nach der Bibel*

Schreiben Sie auf, was an Ihnen toll ist. Und zwar an Ihrem realen Selbst, an Ihnen in der wirklichen Welt. Ein Punkt könnte sein: »Ich bin tolerant anderen gegenüber.« Finden Sie die anderen Pluspunkte, die für Sie sprechen – in der Realität.

> »Keinen verderben lassen, auch nicht sich selbst, jeden mit Glück erfüllen, auch sich selbst, das ist gut.«
> *Bertolt Brecht*

Versuchen Sie sich so zu sehen, wie andere Sie sehen – oder wenigstens früher einmal gesehen haben. Was hat meine Mutter, mein Vater, eine Lehrerin, ein Lehrer, ein Freund, eine Freundin toll an mir gefunden? Kramen Sie ruhig in Ihrem Gedächtnis. Sie sollten nicht nur nach überschwänglichem Lob suchen, wie John Wainright es ausspricht. Suchen Sie bewusst auch nach kleinerem Lob, z. B. dass Sie eine angenehme Gesellschaft auf einer Reise waren.

> »Er ist das Tollste seit die Fische schwimmen gelernt haben.«
> *John Wainright*

Fragen Sie sich bei jeder Unterhaltung oder jedem Zusammentreffen mit andern Menschen in der Realität:

(1) »Was denkt und fühlt wohl dieser Mensch gerade?«

(2) »Was denke und fühle ich?«

Das sind nämlich zwei verschiedene Dinge, die nicht immer leicht auseinanderzuhalten sind. Oft legen wir nämlich unsere Impulse, Gefühle, Meinungen in den anderen hinein und merken das gar nicht. Wenn wir dann schlecht von uns denken, glauben wir, der andere tut das auch, obwohl das häufig nicht stimmt. Gegen diese innere Programmierung nach dem Motto »Der hat was gegen mich« kann etwas getan werden. Der erste Schritt ist, die beiden obigen Fragen zu beantworten, also:

▶ Was geht in dem anderen vor?

▶ Was geht in mir vor?

Stellen Sie einmal täglich jemanden, den Sie einigermaßen gut kennen, eine Frage (nicht im Chat), bei der Sie sich in den Mittelpunkt stellen, z. B.: »Was hältst du von meinem Outfit?« oder: »Konnte ich das gerade verständlich ausdrücken?«

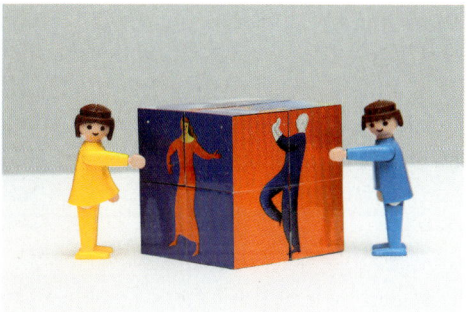

Sagen Sie, wenn jemand Sie um Ihre Meinung fragt (in der Realität), was Sie wirklich denken. Wenn ein Freund Sie fragt, was Sie machen möchten, dann sagen Sie nicht: »Ich bin mit allem einverstanden.« Denken Sie stattdessen darüber nach, was Sie machen wollen und wenn Sie es nicht wissen, dann sagen Sie: »Ich überlege mir das noch.«

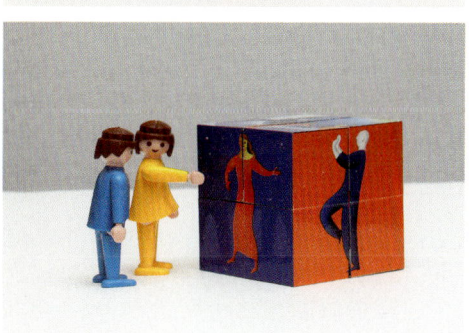

Stützen Sie sich nicht zu sehr auf andere und lassen diese die Entscheidungen für Sie treffen. Sie müssen lernen, selbst Entscheidungen zu treffen – und zwar in der Realität. Verwechseln Sie nicht Illusion in PC und Internet einerseits und Fakten in der Wirklichkeit andererseits. Je mehr Ihnen das gelingt, umso unabhängiger und kraftvoller werden Sie. Üben Sie Entscheidungen zu treffen. Bringen Sie Probleme damit in Ihre Therapie ein.

Überlegen Sie und schreiben Sie auf (mit Papier und Stift), was Sie an sich selbst mögen. Schauen Sie dabei mit Ihren eigenen Augen auf sich selbst. Schreiben Sie nicht etwa, Sie seien froh, dass jemand Bestimmtes Sie mag. Suchen Sie danach, was Sie an sich selbst gut finden. Und zwar, was Sie in der Realität an sich gut finden. Dinge wie »Ich bin im Spiel ein großer Stratege« zählen nicht und sollten nicht auf der Liste auftauchen. Womöglich müssen Sie in der Vergangenheit suchen, d. h. Sie sollten sich erinnern an gute Zeiten, die Sie hatten. Und denken Sie an sich, wie Sie damals waren in dieser guten Zeit. Was ist Ihnen damals gut gelungen, was machte Sie sympathisch oder was gefällt Ihnen noch heute an sich?

> »In uns selbst liegen die Sterne des Glücks –
> bringen wir sie zum Leuchten.«
> *Heinrich Heine*

Klopfen Sie sich selbst auf die Schulter – für etwas, was in der wirklichen Welt lobenswert ist. Lob für Erfolge in der PC-/Internet-Aktivität gehört nicht dazu. Wenn Ihnen aber im Alltag, auf der Arbeit, in der Schule etwas gut gelungen ist, dann sagen Sie zu sich selbst: »Gut gemacht, prima.«

Als sensibler Mensch machen Sie sich sehr große Sorgen, wie Sie in der Realität ankommen. Das hemmt Ihre Spontaneität. Ihr inneres Alarmsystem ist nämlich zu empfindlich. Es schlägt zu früh Alarm – wie wenn eine Alarmanlage schon bei dem kleinsten Windhauch losgehen würde. Sie geben gewissermaßen viel zu früh den Senf der Selbstabwertung in Ihr inneres System, das dann scharf reagiert, nämlich mit Selbstbeschimpfung und übergroßer Selbstkritik.

Sind Sie denn nicht auch liebenswert, freundlich, herzlich, fantasievoll? Warum machen Sie sich das nicht klar, wenn Sie mit der realen Welt zu tun haben? Die Flucht in die virtuelle Welt ist keine Lösung. Die Rückmeldung, die Sie da bekommen, die ist flüchtig, wie Zuckerwatte. Die macht Sie nämlich auch nicht satt.

Mut zum Ich. Niemand und nichts ist vollkommen. Noch nicht einmal das Paradies war vollkommen. Ihre Unzulänglichkeiten stören nicht das gute Gesamtbild Ihrer Persönlichkeit. Schauen Sie sich auf der nächsten Seite den Text *Können Sie lesen?* an. Er hat sicher mehr Fehler als Sie, aber er ist dennoch tadellos zu verstehen und er prägt sich uns besser ein als mancher fehlerlose Text, den wir lesen, aber nicht behalten. Und so machen auch unsere Unvollkommenheiten unsere unverwechselbare Persönlichkeit aus. Wenn Sie Ihre schwachen Stellen akzeptieren, dann werden auch andere darüber hinwegsehen und sich mehr auf Ihre Stärken konzentrieren. Wenn Sie aber verkrampfen, weil Sie zu sehr auf Ihre Schwachstellen achten und sich bemühen, diese zu verheimlichen, dann werden Sie steif und verlegen. Schwachstellen verbergen und sich auftunen, das geht scheinbar besonders gut mit PC und Internet. Allerdings nur zu dem Preis, dass Ihre Realitätstauglichkeit immer mehr abnimmt.

Deshalb haben Sie recht, wenn Sie sich für eine Psychotherapie entschlossen haben. Dort werden Sie auf Ihrer Reise zum Ich in der Realität sachkundig begleitet.

> »Ich lebe mein Leben in wachsenden Ringen,
> die sich über die Dinge ziehen.
> Ich werde den letzten vielleicht nicht vollenden,
> aber versuchen will ich ihn.«
> *Rainer Maria Rilke*

3

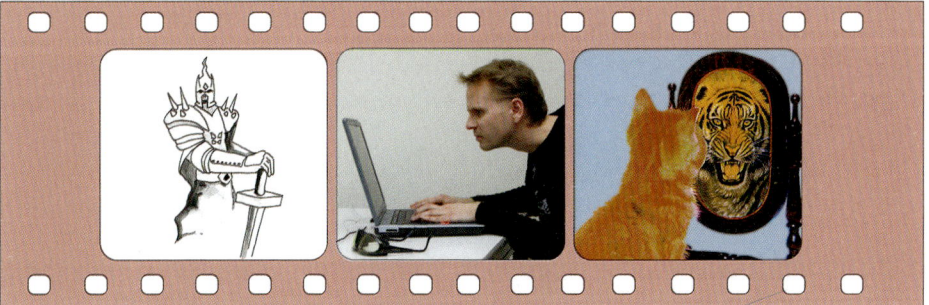

Vademecum – Geh-mit-mir

Avatar. Stellvertreter eines Menschen in der virtuellen Welt, seine Spielfigur. Avatar oder Avatara bezeichnet im Hinduismus eine Gottheit oder einen göttlichen Aspekt, der eine bestimmte Gestalt annimmt. Die Aufgabe des Avatars im Hinduismus ist es, den Menschen in ihrem Streben zum Göttlichen den Weg zu bereiten und Vorbild zu sein. Der Energiegehalt bleibt aber in jeder Inkarnation gleich und göttlich. In der neuen Gestalt verstehen die Menschen ihn jedoch besser.

> »Denn immer, wenn die Frömmigkeit hinschwinden will,
> Ruchlosigkeit ihr Haupt erhebt, dann schaffe ich mich selbst neu.
> Zum Schutz der guten Menschen hier und zu der Bösen Untergang.
> Die Frömmigkeit zu fest'gen neu, entsteh' in jedem Weltzeitalter ich.«
> *Krishnas Gesang in der Bhagavad Gita erklärt, warum es Avatare im Hinduismus gibt*

In den PC-Spielen dagegen leihen Sie sich die Kraft, die Schönheit, das Lustige, das Sie sich in der realen Welt nicht zuschreiben. Sie tun aber so, als ob, und verlieben sich in das ideale Bild im virtuellem Spiel. Dadurch entfremden Sie sich immer mehr von Ihrem Ich in der Realität. Es kann unattraktiv und lästig für Sie werden.

Alternativ-Charakter. Jemand hat auf seinem Account einen weiteren (meist kleineren) Charakter.

Attribut. Attribute sind die körperlichen und geistigen Möglichkeiten eines Spielcharakters, z. B. Stärke, Intelligenz, Ausdauer, Geschicklichkeit. Überprüfen Sie einmal, wie viel Stärke, Intelligenz, Ausdauer und Geschicklichkeit Sie sich im realen Leben zuschreiben. Wie könnten Sie dort mehr von diesen Attributen von sich entdecken? Wir schlagen Ihnen vor, die Ratschläge dieses Kapitels zu befolgen.

Bind Point. Der Ort, an dem die Figur wieder aufersteht, nachdem sie gestorben ist. Ein Menschheitstraum scheint sich hier zu erfüllen, der Traum von der Unsterblichkeit. Stattdessen kommt es im wirklichen Leben darauf an, sich mit der Begrenztheit der Lebenszeit und Lebenskraft auseinanderzusetzen. Erst dann kann wirkliche Unabhängigkeit gewonnen werden.

Boting. Spieler schließen ein Programm an, das für sie spielt (Roboter, deshalb »boting«). Sie sind selbst gar nicht am Rechner. Ein Verhalten, das in der Szene stark missfällt und geächtet wird. Die Reaktion ähnelt stark jener der Lehrer, die Abschreiben als Betrugsversuch mit einer »6« bestrafen.

Buff. Zauber, der Attribute oder Fähigkeiten erhöht (im Kontrast zu debuff). Feine Sache, wenn Sie sich mittels eines Zaubers stärker machen könnten. Das ist ein alter Menschheitstraum. Denken Sie doch nur an das Drachenblut, in dem Siegfried, der »Tank« (s. »Tank«) der Nibelungensage, gebadet hat. Es machte ihn unverwundbar. Aber wenn es auch ein Traum der Menschheit ist, hilft es wirklich? Siegfrieds Niederlage wurde gerade durch den Drachenblutzauber herbeigeführt. Es gab nämlich eine Stelle, die das Drachenblut nicht erreichte. Eine Stelle an seinem Rücken: Das Blatt einer Linde fiel dort hin, als er in dem Blut badete, und verhinderte, dass das Blut auch diese Stelle benetzte – Rache der Linde, denn der Drache war ein Lindwurm. Und genau diese verwundbare Stelle wurde zum Tor seiner tödlichen Verletzung, die ihm sein Feind Hagen von Tronje zufügte.

> »You can't get always what you want.
> But if you try – sometimes you get what you need.«
> *Mick Jagger*

Equip. Ist die Abkürzung für »equipment« (dt. Ausrüstung) und bezeichnet das vorhandene, oder angelegte Reservoir an Gegenständen, die den Charakter stärken und seine Eigenschaften verbessern (Rüstung, Waffen, Schmuck). Was gehört zum Equipment Ihrer inneren Welt? Womit können Sie sich behaupten, was ist an Ihnen für andere anziehend, was zeichnet Sie aus? Das sind die eigentlich wichtigen Equipment-Fragen.

Fakes. Chatter, die sich als etwas anderes ausgeben als sie sind, z. B. ihr Geschlecht falsch angeben. Das kann natürlich Spaß machen, mal in eine andere Haut zu schlüpfen, sich als jemand andere auszugeben, sich zu verkleiden. Denken Sie nur an den Karneval. Aber: Am Aschermittwoch ist alles vorbei ... Und das ist im Chat nicht so. Der Chatpartner oder die Chatpartnerin nimmt das ja für bare Münze, was Sie vorgeben zu sein. Und er oder sie antwortet Ihnen und Sie sind gezwungen das falsche Spiel weiterzuspielen. Aber vielleicht ist er oder sie auch ein Betrüger ...?

IG. Abkürzung von in game, also allem, was im Spiel passiert. Dagegen bezeichnet »RL« (Abkürzung von real life), alles was außerhalb der Spielwelt passiert, auch als »ooc« (out of character). Kann allerdings auch für »ignore« stehen. Wenn ein anderer Spieler wegen Fehlverhaltens ignoriert wird. Schnell gemacht, so ein ignore oder ooc hingetippt. Die Fähigkeit, andere angemessen zu kritisieren im RL, also dem echten Leben, kann darunter leiden.

Mana. Energie, die zum Wirken von Zaubern benötigt wird. Diese ist in den Spielen vorprogrammiert. Im wirklichen Leben muss für diese Energie gesorgt werden. Lesen im Kapitel 8, wo diese Lebensenergie zu finden ist.

Nickname. Frei wählbarer Name im Chat und Spiel. Oft drücken sich die idealen Vorstellungen, der Wunschtraum vom eigenen Ich, im Nickname aus. Wenn der Gamer sich »Heron« nennt, dann schwingt da Hero mit, das heißt Held. Oder wenn die Chatterin sich »Sexanne«, dann stand da vielleicht Müller-Westernhagens Lied Pate: »Sexy – Du bist eine Waffe, für die es keinen Waffenschein gibt …«. Es gelingt dann leichter, in die andere Identität zu schlüpfen, die dann aber auch stärker haftet und nicht mehr so leicht zu trennen ist vom eigentlichen Ich.

Pet. Geschöpf, das von einem Spieler beherrscht wird. »Under my thumb, she's the sweetest pet in the world«, singt Mick Jagger und gibt uns eine Idee von der fragwürdigen Befriedigung, die darin liegen kann, andere zu beherrschen. Eigentlich nur etwas für schwache Figuren. Wirklich starke Persönlichkeiten können darauf verzichten andere zu beherrschen. Es gibt ihnen nichts. Wer Herr im eigenen Haus ist, möchte andere nicht unterdrücken.

Pro-Gamer. Jemand, der viel und gut spielt. »Pro«, so nennen die Golfer ihren Trainer. Eine Abkürzung für »Professional«, also für einen Fachmann, der das von Berufswegen macht. Vielleicht möchte der Ausdruck »Pro-Gamer« an dem Glamour des Golflehrers anknüpfen und die Illusion nähren, dass es beim Gamen, Chatten und Surfen um so etwas Bedeutsames wie einen Beruf und um Spezialwissen gehen könnte.

Quest. Bedeutet im Englischen eine lange Suche nach etwas Besonderem, wie z. B. Glück, das schwer zu finden ist. Ein Quest ist im Spiel oft Teil einer Geschichte und treibt diese weiter. Quest ist auch mit Question verwandt, was »Frage« heißt. Ödipus zum Beispiel stand vor einer wirklich schwierigen Frage, die ihm eine Sphinx stellte. Wenn er die Frage nicht hätte beantworten können, hätte sie ihn gefressen, wie so viele andere schon vor ihm, die scheiterten. Er wusste die Antwort und blieb am Leben. Ein anderes Beispiel: Die Ritter der Artusrunde machten sich auf und suchten den heiligen Gral – das war ihr »Quest«. Die »Quests« unserer Zeit liegen im wirklichen Leben. Die schwierigste Anforderung lautet: Werden Sie Herr im eigenen Haus! Es hat keinen Sinn zu versuchen, diese stellvertretend im Spiel oder Chat zu erfüllen.

Skill. Beschreibt den Grad der Fertigkeit, also das Können eines Spielers. Jedem *World-of-Warcraft-Spieler* beispielsweise ist das »Hochleveln an den Skilltrees« vertraut. »Skill war, wenn der Quest zur Gewohnheit wurde.«, sagte einmal ein PC-Gamer im Rückblick während seiner Therapie. Das heißt, wenn es zur Gewohnheit wurde, dass Aufgaben im Spiel meisterlich erfüllt werden konnten. Das geht nur, wenn viel zu viel

3

Zeit im Spiel verbracht wurde. Sonst erlangt man dort keine schlafwandlerische Geläufigkeit. Skill sollte deshalb besser »Sink« heißen, Zeit versenken.

/strong. Tastatureingabe, damit die Figur eine Kraft signalisierende Geste ausführt, z. B. mit den Armmuskeln spielen. Das geht da so einfach, viel leichter als im wirklichen Leben, wo Muskeln zeigen gefährlich werden kann, je nach der Gesellschaft, in der Sie sich bewegen. Fragen Sie sich, ob Sie nicht vielleicht im wirklichen Leben das Sich-wehren-Können vermisst haben – und es deshalb gerne in der virtuellen Welt ausführen.

Uber. Von »Übermensch« aus *Also sprach Zarathustra* von Friedrich Nietzsche. Bezeichnung für sehr starke und mächtige Spielfiguren. »Uber« ist schnell hingeschrieben. Es ist wesentlich anspruchsvoller, jemandem wirklich Bewunderung auszusprechen oder Lob zu zollen. Wann haben Sie zuletzt jemanden in der Realität bewundert oder innerlich applaudiert? Wie würden Sie das ihm oder ihr gegenüber ausdrücken? Fällt Ihnen das leicht oder schwer? Wenn es Ihnen schwer fällt, dann streben Sie an, Lob und Bewunderung besser in der Realität auszudrücken.

Literatur zum Weiterlesen

► Matthew Johnstone (2008). Mein schwarzer Hund. Wie ich meine Depressionen an die Leine lege. München: Kunstmann.
► Friedemann Schulz von Thun (2011). Miteinander reden 3. Das innere Team und situationsgerechte Kommunikation. Hamburg: rororo.
► Paul Watzlawick (2010). Anleitung zum Unglücklichsein. München: Piper.
► Matthias Wengenroth (2008). Das Leben annehmen. Bern: Huber.

Nehmen Sie sich Zeit, suchen Sie sich ein ruhiges Plätzchen, sorgen Sie dafür, dass Sie ungestört sind und vor allem schalten Sie den PC aus. Sie brauchen die Zeit und Ruhe, um über die Fragen nachzudenken. Geben Sie Ihre Antworten ehrlich, machen Sie sich nichts vor. Arbeiten Sie allein daran, das sind nämlich sehr persönliche Dinge, mit denen Sie sich auseinander setzen. Behalten Sie die Antworten für sich. Teilen Sie sie vor allem niemandem im Netz mit, stellen Sie sie keinesfalls etwa in ein soziales Netzwerk oder einen Chatroom. Reservieren Sie die Ergebnisse exklusiv für das Gespräch mit Ihrer Therapeutin oder Ihrem Therapeuten.

Die nachfolgenden Fragen beziehen sich darauf, wie die PC-/Internet-Aktivität im Vergleich zum realen Leben empfunden werden kann. Die Beantwortung kann helfen herauszufinden, in welcher Weise Sie sich selbst unterschiedlich beurteilen, je nachdem ob Sie sich in Ihrer bevorzugten PC-Aktivität beurteilen oder in der Realität. Der jeweilige Sachverhalt in einem Frageblock (überschrieben mit großen Buchstaben) wird als 1-er und 2-er Frage behandelt.

1-er Fragen. Die 1-er Fragen beziehen sich auf die PC-/Internet-Aktivität (in der Vergangenheit formuliert). Sie sollen bei dieser ersten Frage bitte ganz bewusst Ihre Erfahrungen in der Realität ausblenden und sich nur auf Ihr Erleben beim Gamen/Chatten/Surfen konzentrieren.

2-er Fragen. Die 2-er Fragen beziehen sich auf die reale Arbeits- und Alltagswelt. Diese Fragen (ebenfalls in der Vergangenheit formuliert), die sich auf das reale Leben beziehen, beantworten Sie bitte so, wie dies während der intensiven PC-Internet-Aktivitätszeit zutraf. Bitte vergegenwärtigen Sie sich vor dem Ausfüllen der jeweils zweiten Frage in dem Zweierblock der Fragen, wie Sie sich in der Realität – am Arbeitsplatz, in der Familie oder Partnerschaft oder in der Freizeit gefühlt haben – außerhalb Ihrer bevorzugten PC-/Internet-Aktivität. Bitte beziehen Sie die zweite Fragen *nur* auf Ihre Erfahrungen in der Realität. Sie sollen bei dieser zweiten Frage bitte ganz bewusst Ihre Erfahrungen beim Gamen/Chatten/Surfen ausblenden und sich nur auf Ihr Erleben in der Realität konzentrieren.

Bitte kreuzen Sie die bei Ihnen zutreffende Antwort an, jeweils für die 1-er Fragen und die 2-er Fragen

			gar nicht	eher nicht	eher	sehr
A	1	Hatten Sie das Gefühl, dass es Anforderungen in Ihren bevorzugten PC-Aktivitäten gab, denen Sie nicht gewachsen waren?				
	2	Hatten Sie das Gefühl, dass es im realen Leben Anforderungen gab, denen Sie nicht gewachsen waren?				
B	1	Waren Sie mit sich zufrieden, solange Sie am PC und/oder Internet aktiv waren (diese Frage bezieht sich **nicht** auf die Zeit danach, also wenn Sie mit der Aktivität aufgehört haben)?				
	2	Waren Sie im wirklichen Leben (auf der Arbeit, im Freundeskreis, in der Freizeit) mit sich zufrieden?				
C	1	Hatten Sie beim Gamen/Chatten/Surfen im Kontakt mit anderen Schwierigkeiten, sich angemessen auszudrücken?				
	2	Hatten Sie in der Realität im Kontakt mit anderen Schwierigkeiten, sich angemessen auszudrücken?				
D	1	Wie sehr beschäftigte es Sie, ob andere Leute beim Gamen/Chatten/Surfen schlecht über Sie dachten?				
	2	Wie sehr beschäftigte es Sie, ob andere Leute in der Realität schlecht über Sie dachten?				
E	1	Waren Sie mit Ihren Leistungen beim Gamen/Chatten/Surfen zufrieden?				
	2	Waren Sie mit Ihren Leistungen im realen Leben zufrieden?				

			gar nicht	eher nicht	eher	sehr
Bitte kreuzen Sie die bei Ihnen zutreffende Antwort an, jeweils für die 1-er Fragen und die 2-er Fragen						
F	1	Hatten Sie das Gefühl, dass die meisten Menschen, denen Sie in Ihrer PC-/Internet-Aktivität begegneten, attraktiver waren als Sie selbst?				
	2	Glaubten Sie, dass andere im wirklichen Leben (auf der Arbeit, im Freundes-/Familienkreis, in der Freizeit) attraktiver waren als Sie?				
G	1	Wenn es beim Chatten/Gamen/Surfen auf Teamwork ankam – machten Sie sich Sorgen darüber, ob Sie das können?				
	2	Wenn es im realen Leben auf Zusammenarbeit ankam, z. B. am Arbeitsplatz – machten Sie sich Sorgen darüber, ob Sie das können?				
H	1	Konnten Sie sich beim Gamen/Chatten/Surfen selbst nicht leiden?				
	2	Konnten Sie sich im Alltag, z. B. auf der Arbeit, in der Familie, im Freundeskreis, selbst nicht leiden?				
I	1	Machten Sie sich Sorgen darüber, was jemand aus dem Netz, den Sie beim Gamen/Chatten/Surfen treffen, von Ihnen denken könnte?				
	2	Machten Sie sich Sorgen darüber, was jemand (außerhalb der PC-/Internet-Aktivität), den Sie auf der Arbeit oder sonst im Alltag treffen, von Ihnen denken könnte?				
J	1	Fühlten Sie sich bei Ihrer bevorzugten PC-/Internet-Aktivität anderen unterlegen?				
	2	Fühlten Sie sich im Alltag anderen unterlegen?				

3

Bitte kreuzen Sie die bei Ihnen zutreffende Antwort an, jeweils für die 1-er Fragen und die 2-er Fragen

			gar nicht	eher nicht	eher	sehr
K	1	Hatten Sie beim Gamen/Chatten/Surfen das Gefühl, die Dinge in der Hand zu haben?				
	2	Hatten Sie im Alltag und im Beruf oder der Ausbildung das Gefühl, die Dinge in der Hand zu haben?				
L	1	Wenn Sie aktiv waren beim Gamen/Chatten/Surfen, hatten Sie da den Eindruck, dass Sie Ihre Ziele aus eigener Kraft erreichen konnten?				
	2	Wenn Sie an Ihren Alltag denken, an die Arbeit oder die Ausbildung, hatten Sie da den Eindruck, dass Sie Ihre Ziele aus eigener Kraft erreichen konnten?				
M	1	Haben Sie sich in Ihrer bevorzugten PC-/Internet-Aktivität geärgert, wie andere Leute Sie behandelt haben?				
	2	Haben Sie sich in der wirklichen Welt geärgert, wie andere Leute Sie behandelt haben?				
N	1	Waren Sie der Anführer/die Anführerin, wenn Sie beim Gamen/Chatten/Surfen mit anderen zu tun hatten?				
	2	Waren Sie im wirklichen Leben der Anführer/die Anführerin?				
O	1	Was Sie wollten, das wurde beim Gamen/Chatten/Surfen gemacht.				
	2	Was Sie wollten, das wurde im wirklichen Leben gemacht.				

3

Bitte kreuzen Sie die bei Ihnen zutreffende Antwort an, jeweils für die 1-er Fragen und die 2-er Fragen			gar nicht	eher nicht	eher	sehr
P	1	Fühlten Sie sich in der virtuellen Welt hilflos und wünschten Sie sich jemanden, der Ihre Probleme gelöst hätte?				
	2	Im Alltag oder auf der Arbeit fühlten Sie sich da hilflos und wünschten sich jemanden, der Ihre Probleme gelöst hätte?				
Q	1	Sind Sie lieber in der PC-/Internet-Aktivität Ihre eigenen Wege gegangen als ein Gruppe anzuführen?				
	2	Sind Sie lieber im Alltag und Beruf Ihre eigenen Wege gegangen als eine Gruppe anzuführen?				

**Wie die Fragenpaare zusammen gehören –
und wie Sie Ihre Ergebnisse interpretieren können:**

A, E, J beziehen sich darauf, wie leistungsstark Sie sich einschätzen, **B und H** fragen, wie Sie sich selbst gegenüberstehen, **C und G** sprechen an, wie sicher Sie sich fühlen, wenn Sie mit anderen zusammen sind. **D, I und M** beziehen sich darauf, wie gut Sie Kritik anderer an Ihnen vertragen können. **K, L und P** beziehen sich auf ihre Überzeugung, eigene Ziele auch aus eigener Kraft erreichen zu können. **N, O und Q** fragen nach dem Einfluss, den wir auf andere zu haben glauben.
Vergleichen Sie Ihre Antworten in den Blöcken A, C, D, E, F, G, H, I, J, M: Wie oft haben Sie bei den 1-er Fragen »gar nicht« oder »eher nicht« und bei den dazugehörigen 2-er Fragen »eher« oder »sehr« angekreuzt? – Wie oft haben Sie in den Blöcken B, E, K, L, N, O, P, Q bei den 1-er Fragen »eher« oder »sehr« und bei den dazugehörigen 2-er Fragen »gar nicht" oder »eher nicht« angekreuzt? **Je häufiger Sie dies feststellen, umso mehr driften Realität und PC-/Internet-Welt auseinander – und umso notwendiger ist eine Psychotherapie.**

In Anlehnung an: MSWS – Multidimensionale Selbstwertskala (Schütz & Sellin, 2006)

Ergänzen Sie die Leerstellen, so wie es für Sie zutrifft.

Im Umgang mit Leistungsanforderungen …

… in der PC-Welt …   **… in der Realität …**

Pluspunkte

… mag ich an mir: … mag ich an mir:

....
....
....
....

Minuspunkte

… mag ich nicht an mir: … mag ich nicht an mir:

....
....
....
....

Hoffnungen

… wünsche ich mir: … wünsche ich mir:

....
....
....
....

Ängste

… möchte ich niemals werden: … möchte ich niemals werden:

....
....
....
....

Ergänzen Sie die Leerstellen, so wie es für Sie zutrifft.

Im Umgang mit mir selbst …

… in der PC-Welt …   **… in der Realität …**

Pluspunkte

… mag ich an mir: … mag ich an mir:

....
....
....
....

Minuspunkte

… mag ich nicht an mir: … mag ich nicht an mir:

....
....
....
....

Hoffnungen

… wünsche ich mir: … wünsche ich mir:

....
....
....
....

Ängste

… möchte ich niemals werden: … möchte ich niemals werden:

....
....
....
....

3

Ergänzen Sie die Leerstellen, so wie es für Sie zutrifft.

Im Umgang mit anderen ...

... in der PC-Welt ...   **... in der Realität ...**

Pluspunkte

... mag ich an mir: ... mag ich an mir:

....

....

....

....

Minuspunkte

... mag ich nicht an mir: ... mag ich nicht an mir:

....

....

....

....

Hoffnungen

... wünsche ich mir: ... wünsche ich mir:

....

....

....

....

Ängste

... möchte ich niemals werden: ... möchte ich niemals werden:

....

....

....

....

Ergänzen Sie die Leerstellen, so wie es für Sie zutrifft.

Im Umgang mit Kritik …

… in der PC-Welt …   **… in der Realität …**

Pluspunkte

… mag ich an mir: … mag ich an mir:

....

....

....

Minuspunkte

… mag ich nicht an mir: … mag ich nicht an mir:

....

....

....

Hoffnungen

… wünsche ich mir: … wünsche ich mir:

....

....

....

Ängste

… möchte ich niemals werden: … möchte ich niemals werden:

....

....

....

Nehmen Sie sich Zeit, suchen Sie sich ein ruhiges Plätzchen, sorgen Sie dafür, dass Sie ungestört sind und vor allem schalten Sie den PC aus. Sie brauchen die Zeit und Ruhe, um über die Fragen nachzudenken. Geben Sie Ihre Antworten ehrlich, machen Sie sich nichts vor. Arbeiten Sie allein daran, das sind nämlich sehr persönliche Dinge, mit denen Sie sich auseinandersetzen. Behalten Sie die Antworten für sich. Teilen Sie sie vor allem niemandem im Netz mit, stellen Sie sie keinesfalls etwa in ein soziales Netzwerk oder einen Chatroom. Reservieren Sie die Ergebnisse exklusiv für das Gespräch mit Ihrer Therapeutin oder Ihrem Therapeuten.

Bitte vergegenwärtigen Sie sich eine ganz bestimmte Situation, die Ihnen **Druck, Stress** oder sogar **Angst** macht(e). Führen Sie sich die Situation plastisch vor Augen: Was ist passiert? Wo war das? In einem Raum oder im Freien? In welchem Raum? War es Tag oder Nacht? Wie sah der Raum aus? Oder: Wo war das im Freien? Was sehen Sie vor Ihrem inneren Auge, wenn Sie noch einmal dahin zurückgehen? Wie reagieren Sie? – Bitte kreuzen Sie die Aussagen an, die auf Ihre Reaktion zutreffen.

In der Realität ist es folgendermaßen: Ich …	gar nicht (1)	kaum (2)	möglicherweise (3)	wahrscheinlich (4)
(1) will schnell aus der Situation flüchten.				
(2) sage mir, dass ich den Stress oder die Angst schneller als andere in den Griff bekommen werde.				
(3) will niemanden sehen.				
(4) kann mich selbst nicht leiden.				
(5) wende mich anderen Dingen zu, bei denen ich eher Erfolg haben kann.				
(6) nehme mir vor, solchen Situationen, die mir Stress oder Angst machen, in Zukunft aus dem Wege zu gehen.				
(7) verkrieche mich.				
(8) grübele lange über das Problem nach.				

In der Realität ist es folgendermaßen: Ich ...	gar nicht	kaum	möglicherweise	wahrscheinlich
	(1)	(2)	(3)	(4)
(9) will dann auf keinen Fall klein beigeben.				
(10) wende mich Dingen zu, die ich gut beherrsche.				
(11) versinke in Hoffnungslosigkeit.				
(12) denke: »Schnell weg!«				
(13) bitte jemanden um Hilfe.				
(14) zerbreche mir den Kopf, wie ich das Problem lösen könnte.				
(15) sage mir, es kommt schon alles wieder in Ordnung.				
(16) reiße mich zusammen, damit niemand was merkt.				
(17) rede mir selbst gut zu.				
(18) bin innerlich unablässig mit dem Stress oder der Angst beschäftigt.				
(19) kaufe mir was Schönes.				
(20) werde ärgerlich.				
(21) höre mich mal um, was andere dazu zu sagen haben.				
(22) spüre wie die Wut in mir aufsteigt.				
(23) finde alles sinnlos.				
(24) könnte vor Ärger schreien.				
(25) reagiere gereizt.				

3

In der Realität ist es folgendermaßen: Ich ...	gar nicht (1)	kaum (2)	möglicherweise (3)	wahrscheinlich (4)
(26) bin nicht ansprechbar.				
(27) könnte an die Decke gehen vor Wut.				
(28) möchte jemandem mein Herz ausschütten.				
(29) gönne mir was Gutes.				
(30) reagiere unwirsch und werde sauer.				
(31) möchte alles hinschmeißen.				
(32) könnte vor Wut aus der Haut fahren.				
(33) bin erbost.				
(34) bemühe mich, für den anderen Verständnis aufzubringen.				
(35) ich denke mal nur an mich.				
(36) versuche, das Problem mit den Augen des anderen zu sehen.				
(37) verliere die Geduld.				
(38) überlege, wie ich den Stress oder die Angst vermeiden kann.				
(39) ich denke darüber nach, was ich dem anderen Gutes tun könnte.				
(40) möchte am liebsten einfach weglaufen.				

3

Auswertung

Jeder Antwortmöglichkeit ist eine Zahl zugeordnet: *gar nicht* = 1, *kaum* = 2, *möglicher-weise* = 3 und *wahrscheinlich* = 4. Übertragen Sie nun Ihre Antworten entsprechend der vorgegebenen Zuordnung in die leeren Zeilen: Die Antwort der ersten Frage kommt zum ängstlichen Teammitglied, die Antwort der zweiten Frage zum ehrgei-zigen Teammitglied usw. Wenn Sie alle Antworten übertragen haben, bilden Sie bitte die Zeilensumme.

Ihr Teamprofil

Das ängstliche Teammitglied	1	3	6	7	11	12	23	31	38	40	Summe
Das ehrgeizige Teammitglied	2	4	5	8	9	10	14	16	17	18	Summe
Das wütende Teammitglied	20	22	24	25	26	27	30	32	33	37	Summe
Das freundliche Teammitglied	13	15	19	21	28	29	34	35	36	39	Summe

Eine Summe von 10 bedeutet, dass dieses Teammitglied in der Situation, die Sie aus-gesucht haben, gar nicht aktiv wird, 40 bedeutet, dass das Teammitglied sehr stark aktiv ist. Summenwerte zwischen 25 und 30 bedeuten, dass das Teammitglied sich mittelstark einbringt.

4 Gefühl und Verstand – wir brauchen beides

Welche Rolle die Gefühle und der Verstand beim krankhaften Gebrauch von PC und Internet spielen und wie sie helfen können, davon los zu kommen

Gefühle bringen die Farbe ins Innenleben. Sie lassen Glück empfinden, Freude, aber auch Wut, Ärger, Zorn oder Enttäuschung. Gefühle werden oft als elementare Kraft wahrgenommen, die nur schwer beherrschbar ist. Das stimmt aber nur zum Teil. Es ist durchaus möglich, Gefühle zu kontrollieren, jedoch fällt dies nicht immer leicht. Wenn Sie am Anfang Ihrer Therapie stehen, dann können Sie wahrscheinlich noch gut nachempfinden, dass Gefühle schwer zu beherrschen sein können. Ein Ziel Ihrer Psychotherapie besteht dann darin, Ihnen dazu zu verhelfen, sich ausgeglichener zu fühlen. Dieses Kapitel widmet sich der Frage, ob Sie sich noch als reines Nervenbündel fühlen oder als jemand, der die eigenen Gefühle ganz gut beherrschen kann. Darüber hinaus werden Ihnen Wege aufgezeigt, wie Sie ohne PC und Internet besser auch mit schwierigen Gefühlen zurechtkommen können. Am Anfang steht wieder ein Material zum Bearbeiten.

Mit viel Gefühl ... – Material zum Bearbeiten

Nehmen Sie sich Zeit, suchen Sie sich ein ruhiges Plätzchen, sorgen Sie dafür, dass Sie ungestört sind, und vor allem schalten Sie den PC aus. Sie brauchen Zeit und Ruhe, um über die Fragen des Fragebogens *Mit viel Gefühl ...* (s. S. 91 und als Online-Material) nachzudenken. Antworten Sie ehrlich, machen Sie sich nichts vor. Arbeiten Sie allein daran, das sind nämlich sehr persönliche Dinge, mit denen Sie sich auseinandersetzen. Behalten Sie die Antworten für sich. Teilen Sie sie vor allem niemandem im Netz mit, stellen Sie sie keinesfalls etwa in ein soziales Netzwerk oder einen Chatroom. Reservieren Sie die Ergebnisse exklusiv für das Gespräch mit Ihrer Therapeutin. Alle Materialen können Sie herunterladen und dann bearbeiten. Es ist besser die Blätter auszudrucken und auszufüllen als das Buch vollzuschreiben. Schützen Sie Ihre Privatsphäre.

Im Folgenden finden Sie Tipps, wie Sie mit zwei der schwierigsten Gefühle erfolgversprechend umgehen können: mit Angst und mit Aggression.

Wie die Angst bewältigen?

Machen Sie sich im ersten Schritt klar, welche spontane Grundreaktion »Ihre« Angstreaktion ist.

Schritt 1. Zu welcher spontanen Grundreaktion neigen Sie? Sie können sich zwischen drei Grundreaktionen entscheiden.

(1) Ist es Kampf?

Ein General hat einmal gesagt, Angriff sei die beste Verteidigung. Diese Kriegsweisheit ist fragwürdig. Sie stimmt nicht immer. Vor allem dann, wenn Ihre Kräfte nicht ausreichen würden, den Kampf zu gewinnen, oder es Ihnen andere Nachteile bringen würde anzugreifen. Und deshalb ist mutiges Handeln auch immer eine Frage der Intelligenz. Mut sollten Sie erst nach kühlem Abwägen Ihrer Chancen zeigen.

(2) Ist es Flucht?

Wer sich in Gefahr begibt, kommt darin um, heißt eine andere Weisheit. Auch das stimmt nicht immer. Wenn Sie vor jeder Anforderung, die Ihnen Angst macht, flüchten, werden Sie Ihren Handlungsspielraum so einengen, dass Sie sich nicht mehr bewegen können. Auch hier bedarf es einer Analyse der Situation. Erst denken, dann handeln, lautet die Devise.

(3) Ist es Schreck?

Erschrecken müssen Sie manchmal, das schützt Sie vor Lebensgefahr. Wenn Sie auf der Autobahn nicht erschrecken würden, wenn das Auto, das Sie überholen wollen, urplötzlich auf Ihre Fahrbahn ausschert, dann hätten Sie nicht die automatisierte blitzschnelle Reaktion zur Verfügung, die Sie – ohne langes Nachdenken – bremsen lässt. Schreck kann also Leben retten. Nimmt die Schreckreaktion aber Überhand und Sie reagieren auch im harmlosen Kontakt mit anderen mit einer Schreckstarre wie das Kaninchen vor der Schlange, dann sollten Sie an Ihrer spontanen Reaktion etwas ändern.

Schritt 2. Der Angst-Check. Finden Sie heraus, wovor Sie Angst haben. Sortieren Sie die Ängste nach Wichtigkeit und Bedeutung. Schreiben Sie diese Liste auf, auf Papier mit einem Stift. Bringen Sie diese Aufstellung Ihrer Therapeutin mit.

Beginnen Sie in dieser Übung mit der Situation, die Ihnen am wenigsten Angst macht und gehen Sie weiter zu Schritt 3.

Schritt 3. Erstellen Sie ein ABC Ihrer Angstsituation, die sich gerade ausgesucht haben. Stellen Sie sich selbst, Ihr Erleben und Verhalten in dieser Situation plastisch vor. Manchmal hilft es, dabei die Augen zu schließen. Wenn Sie die Situation vor Ihrem inneren Auge präsent haben, wenden Sie sich wieder der Übung zu: Nehmen Sie ein Blatt, teilen Sie dieses in Drittel ein und schreiben am Anfang des ersten Drittels ein A, am Anfang des zweiten Drittels ein B und am Anfang des letzten Drittels ein C.

Dann schreiben Sie hinter

▶ **A,** um welche Situation es sich handelt, in der sie Angst haben;

▶ **B** die Antworten zu folgenden Bewertungsfragen:

(1) An welcher Stelle werde ich von Katastrophenerwartungen überschwemmt und ab welchem Punkt überwältigt mich die Angst?

(2) Mit wem vergleiche ich mich, wenn ich an mein ängstliches Verhalten in dieser Situation denke? Vielleicht mit niemandem?

▶ **C,** welche Gefühle, welche Gedanken und welche Körperreaktion Sie in der Angstsituation feststellen. Lesen Sie dazu auch Kapitel 7 *Die Stressformel: bio-psycho-sozial.*

Schritt 4: Überprüfen Sie nun Ihre Bewertung (B aus Schritt 3) auf folgende Weise:

(1) Denken Sie an dem Punkt weiter, an dem ängstliche Menschen aufhören, sich die Zukunft vorzustellen. Was wäre eigentlich die Katastrophe, die Sie befürchten? Worum würde es sich handeln?

(2) Der Vergleich mit anderen hilft: Was könnten Sie von anderen, die in einer ähnlichen Situation waren, lernen?

(3) Auf unsere Mitmenschen setzen: Haben alle in der Situation, vor der Sie sich fürchten, Angst? Wie gehen andere damit um?

(4) Was verlieren Sie, wenn Sie sich nicht der Angst stellen? Was gewinnen Sie, wenn Sie sich der Angst stellen? Machen Sie eine Gewinn-Verlust-Bilanz für die eigene Person und die Familie.

> **! Hilfreiche Tipps**
> ▶ Nutzen Sie die Kraft der inneren Bilder. Lesen Sie das Kapitel 7 *Die Stressformel: bio-psycho-sozial*.
> ▶ Überprüfen Sie: Welcher Film läuft im »Kopfkino« ab: Katastrophenfilm, Horrorstreifen, Schocker?
> ▶ Erlernen Sie die mentale Technik des Gedankenstopps.
> ▶ Legen Sie einen Film in Ihrem »Kopfkino« mit Ruhe gebenden inneren Bildern ein: Statt Horrorstreifen läuft ein Naturfilm, z. B. eine Waldwiese im Frühling im sanften Sonnenschein mit Vogelgezwitscher und dem Murmeln eines kleinen Bachs – das ist nur ein Beispiel. Finden Sie heraus, was Sie in Ihrem persönlichen Ruhefilm sehen.
> ▶ Malen Sie sich aus, wie Sie die Angstsituation bewältigen.
> ▶ Suchen Sie sich einen Helfer, der Sie am Anfang in der Situation begleitet.
> ▶ Kontrollieren Sie Ihre Atmung. Erlernen Sie die Spontan-Entspannungs-Technik.
> ▶ Loben Sie sich – auch für kleine Fortschritte.
> ▶ Sprechen Sie über Ihre Angstbewältigungsstrategie mit Ihrer Therapeutin.

Wie mit der Wut umgehen?

Die meisten Menschen, die krankhaften Gebrauch von PC und Internet machen, sind keine »Fixfeuer«, d. h., sie lassen nicht ihrem Zorn die Zügel schießen, sind jähzornig und viel zu aggressiv. Ärger und Wut über echte Zeitgenossen werden nicht diesen entgegen gebrüllt, sondern eher hinuntergeschluckt. Was das für unsere Gesundheit bedeuten kann, lässt sich wieder im Kapitel 7 nachlesen.

Auf folgende Weise gelingt es besser, mit Wut und Ärger umzugehen:

Schritt 1. Machen Sie eine Inventur Ihres inneren Erlebens. Geben Sie sich Aufschluss, was gerade in Ihnen vorgeht. Beschwichtigen Sie sich nicht. Lächeln oder lachen Sie Ihren Ärger nicht weg.

Schritt 2. Registrieren Sie Ihre Gefühle. Ist es Ärger, Zorn oder Wut? Mischen sich Enttäuschung, Bitterkeit, Trotz hinein? Fühlen Sie sich verletzt? War vielleicht zuerst Kränkung da gewesen und dann wurden Sie wütend? Registrieren Sie genau. Geben Sie sich Gefühlserlaubnis – zumindest für diesen Augenblick. Schreiben Sie auf – wieder auf Papier mit einem Stift, was Sie fühlen. Nehmen Sie die Liste mit zu Ihrer Therapeutin. Vielleicht denken Sie in Bildern statt in Wörtern. Dann schreiben Sie auf, welches Bild sich Ihnen verdeutlicht hat.

Schritt 3. Lernen Sie die Methode der »Ich-Botschaften«. Die funktioniert folgendermaßen:

Sagen Sie das, was Sie sagen möchten, kurz, klar, mit persönlicher Betroffenheit und ohne lange Erklärungen. Erklären Sie stattdessen Ihren Standpunkt (als Ich-Botschaft) auf die richtige Weise, und zwar nach dem folgenden Bauplan, den wir auch im Kapitel 9 für die Kommunikation in der Familie beschreiben:

(1) Beschreiben Sie den Sachverhalt, der Sie stört (ohne zu werten), z. B. so:
   »Wenn du so abwertende Dinge zu mir sagst, …

(2) Benennen Sie eine negative Konsequenz daraus auf einer sachlichen Ebene:
   … dann können wir kein vernünftiges Gespräch führen, …

(3) und benennen Sie Ihre persönliche Betroffenheit. Nennen Sie Ihr Gefühl beim Namen:
   … und mich macht das auch wütend.«

Der dritte Schritt des Bauplans ist der schwierigste, denn dort müssen Sie den Freimut haben, Ihre Gefühle auszusprechen. Das setzt voraus, dass Sie diese zuvor registriert haben in Schritt 1 und 2. Die Ich-Botschaft heißt so, weil Sie von sich und Ihren Gefühlen reden sollen. Damit bauen Sie Brücken im Gespräch von Ihnen zum anderen: Das, was am meisten trägt und besten verbindet, ist das Benennen Ihres Gefühls, das Sie in den für Sie zutreffenden sachlichen Zusammenhang stellen. Sie geben damit dem anderen Gelegenheit mitzudenken, die Welt mit ihren Augen zusehen. Sie eröffnen sich damit die Chance, dass Sie auch verstanden werden. Sie sollten solche für Sie noch ungewohnte Ich-Botschaften mit Ihrer Therapeutin vorbereiten.

Machen Sie das Beste aus Ihrer Art, mit Gefühlen umzugehen

Gefühl ohne Vernunft ist nur eine halbe Sache. Hören Sie nicht auf Ihr »Bauchgefühl«, wenn es Sie dazu veranlassen will, drin zu bleiben in PC und Internet, im Spiel, im Chat und beim Surfen, und nicht rauszugehen in die Realität. Behalten Sie einen klaren Kopf in den PC-/Internet-Gefilden. Wenn Sie z. B. in Kiel wohnen und nach zwei Chat-Kontakten glauben, die Liebe Ihres Lebens in Konstanz gefunden zu haben, dann planen Sie nicht gleich Ihren Umzug an den Bodensee.

> »Mit dem Herzen denken und mit dem Kopf fühlen.«
> *Hannah Arendt*

Angst. Leiden Sie unter Ängsten vor anderen und haben Sie Angst vor Situationen, bei denen Sie mit anderen zusammenkommen? Dann tun Sie Folgendes: Jedes Mal, wenn Sie in der Realität eine Gelegenheit zum Rausgehen ins Leben ablehnen möchten, gehen Sie dann gerade raus, auf die Arbeit, auf ein Fest, zum Tanzen, zum Sport. Gehen Sie hin. Sagen Sie ja, wenn Sie jemand zu einer Feier einlädt und Sie eigentlich absagen wollten. Bleiben Sie länger, als Sie wollten. Wenn Sie einen Vorlesungstermin an der Universität haben oder eine Einladung zur Betriebsversammlung, dann könnten Sie sich meist ohne weiteres drücken. Es würde wahrscheinlich niemandem so auffallen, dass Sie eine Nachfrage riskieren. Aber Sie selbst würden es registrieren. Deshalb: Gehen Sie hin. Loben Sie sich ausgiebig, auch für kleine Fortschritte.

Ihre Angst ist nur ein unangenehmes Gefühl. Sie signalisiert einen unsicheren inneren Zustand, sie bildet nicht die äußere Realität ab. Vertrauen Sie darauf, dass die Wirklichkeit viel Sicherheit und Schönes bereithält. Lassen Sie die trügerische Sicherheit und die Faszination in PC und Internet hinter sich. Falls Sie denken sollten, dass die Realität überbewertet wird, dann überprüfen Sie diese Meinung. Woody Allens Einwand ist ein guter Ausgangspunkt dafür. Gehen Sie neue Wege, erkunden Sie das Terrain der Realität mit Hilfe Ihrer Psychotherapeutin.

> »Die Realität wird überbewertet.«
> *Mariah Fredericks*

> »Die Realität ist der einzige Ort auf der Welt, wo man ein anständiges Steak bekommt.«
> *Woody Allen*

Versuchen Sie, das reale Leben wieder mehr wahrzunehmen, und registrieren Sie, wie sich das anfühlt. Dabei kann auch Angst aufkommen. Nehmen Sie auch diese Angst bewusst wahr, aber ohne den Kopf einzuziehen. Verfahren Sie nach der bewährten Regel: Wenn ich durch die Angst durchgehe, verschwindet diese. Wenn ich der Angst davonlaufe, dann füttere ich die Angst. Das macht die Angst groß und stark. Ihre Psychotherapeutin hilft Ihnen bei der Angstbewältigung.

Wut. Wenn es um Wut geht: Schreiben Sie die Dinge auf, die Sie in der Realität wirklich wütend machen, die Sie aber dort nicht auszuleben wagen. Fragen Sie sich, ob Ihre Wut dort sich letztlich auf Fragen der Macht und der Kontrolle bezieht. Und geben Sie sich Aufschluss darüber, dass das Abreagieren von Aggression in PC und Internet kein Ersatz sein kann für ungelöste Probleme mit andern in Ihrem wirklichen Leben. Lernen Sie mit Ärger und Wut richtig umzugehen. Tun Sie das mit Hilfe Ihrer Psychotherapeutin.

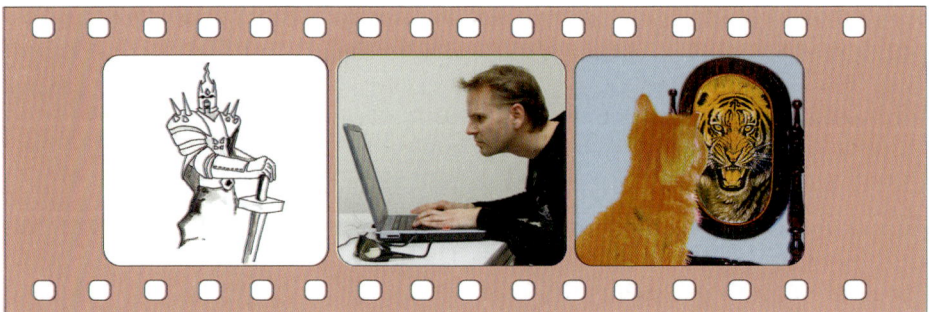

Vademecum — Geh-mit-mir

Add. Ein weiterer Gegner greift in einen für uns ohnehin schon schweren Kampf ein und wir sehen uns noch einem Widersacher gegenüber! Wie wirkt das auf uns? Im wirklichen Leben vermutlich beängstigend. Manchmal gestehen wir uns aber die

Angst nicht ein. Wollen unbedingt cool bleiben. Wir reißen uns zusammen, damit bloß niemand unsere Angst bemerkt. Im PC-Spiel werden wir mit dieser schwierigen Herausforderung konfrontiert, es gelingt aber eher, cool zu bleiben, denn die Spiele sind besser beherrschbar als das wirkliche Leben.

>>Ein Mann braucht Streitlust so nötig wie ein Fisch ein Fahrrad.<<
Nach einem Sprichwort

Aggro. Abkürzung für aggressiv. Aggressive Gegner greifen Spieler selbsttätig an, wenn diese in die Reichweite (s. Aggro-Range) des Gegners kommen. Dient oft als Warnruf, wenn man angegriffen wird und möglicherweise der Heilung bedarf. Wird auch als Synonym für Hate benutzt. Was machen Sie im realen Leben, wenn Sie sich angegriffen fühlen? Haben Sie dort schon oft vergeblich um Hilfe gerufen? Geben Sie sich darüber Aufschluss und Sie haben vielleicht den Faden in der Hand, der Sie aus dem Labyrinth der PC-Spiele führt und wieder Herr im eigenen Haus werden lässt.

Aggro-Management. Bedrohungskontrolle, beschreibt das Zusammenspiel in einem Team mit dem Ziel, die Angriffe von Gegnern auf Teammitglieder mit starker Verteidigung (siehe Tank) zu konzentrieren, um Teammitglieder mit schwacher Verteidigung zu schützen und den Heilern die Arbeit zu erleichtern. Da mag das Gefühl aufkommen »Wir sind ein starkes Team« oder »Einer für alle, alle für einen«. Das war das Motto der drei Musketiere, die wie Pech und Schwefel zusammenhielten und sich auf Gedeih und Verderb gegen die Machenschaften des finsteren Richelieu verteidigten. Lesen Sie doch einmal Dumas' Buch *Die drei Musketiere* statt zu spielen.

Aggro range. Entfernung zu einem Gegner, bei deren Unterschreitung der Gegner automatisch angreift. Wir können im realen Leben nicht so klar einschätzen, wann uns jemand angreifen wird. Zudem bedrohen uns im real life keine Monster, Tanks oder wilde Tiere – viel mehr sind wir Angriffen ausgesetzt, die kaum Leib und Leben bedrohen, sondern sich eher im sozialen Kontakt abspielen, mit Kollegen und Kolleginnen, Mitschülern, Lehrern, Kunden oder Vorgesetzten. Die Angriffe gelten dort oft unserem Selbstwert. Wenn wir auf Distanz gehen zu diesen Menschen, schaden wir uns vielleicht auf andere Weise, verlieren den Kontakt zum Team oder zur Klasse.

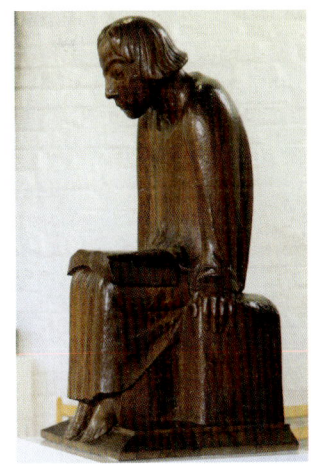

Lesender Klosterschüler
(Ernst Barlach Museum)

Area of effect damage. Ein Zauber wirkt in einem größeren Gebiet und kann darin mehrere Gegner treffen. Wer wünscht sich das nicht? Magie, mit der wir uns Ruhe und Erfolg verschaffen können vor tatsächlichen – oder vermeintlichen – Widersachern. Nur leider steht uns am Arbeitsplatz, in der Familie oder in der Ausbildung keine andere Magie zur Verfügung als die, über die wir durch die Kraft unserer Persönlichkeit verfügen.

Armor class. Rüstungsklasse: Sagt aus, wie gut eine Rüstung gegen Nahkampfschäden schützt. Welche Klasse schützt uns aber im wirklichen Leben? Bildung gehört dazu, sicher auch Arbeitsplatz und Einkommen. Aber letztlich dürften es unsere persönliche Klasse sein, unser Mut, unsere Klugheit und unser Charme.

Bashing. Mehrere Spieler gehen gegen einen vor, ein größerer Spieler zerstört einen kleineren Spieler oder schädigt ihn unverhältnismäßig stark. Auch im realen (Schul-)Leben bedeutet »bashing« das Verprügeln eines Schülers. Etwas Ähnliches ist vielen Schülern aber auch Beschäftigten unter einem anderen Namen bekannt, nämlich »Mobbing«. Auch eine Folge der Vereinzelung des Menschen in unserer Zeit, in der Solidarität und Mitmenschlichkeit eine immer geringere Rolle spielen. Wenn wir selbst Opfer von Mobbing gewesen waren, kann es uns Befriedigung verschaffen, wenn wir in einem Spiel selbst einmal zu denen gehören, die austeilen. Herrschen oder beherrscht werden – das scheinen die einzigen Alternativen zu sein. Es gibt jedoch einen dritten Weg, innere Unabhängigkeit zu erlangen, die wahre Autorität würdigen kann ohne sich zu unterwerfen.

> »Emancipate yourself from mental slavery, none but ourselves can free our minds.«
> *Bob Marley*

Bolt. Schadenszauber, der beispielsweise eine Feuerkugel auf den Gegner schleudert. Die spielerische und magische Art des Angriffs, die Ihnen den Sieg verheißt, ohne dass Sie selbst Schaden nehmen. Im Dorf von Asterix und Obelix kennen wir einen ähnlichen Zauber, den Zaubertrank, der den Galliern magische Kräfte verleiht. Ein uralter Traum der Menschheit: Mache mich unverwundbar ... Könnten Sie hinzufügen: »Weil ich schon so oft verwundet worden bin?«

Camper. Spieler, der an einer geschützten Stelle ausharrt, um unachtsame Gegenspieler zu töten. Aus dem Hinterhalt anzugreifen scheint uns immer dann gerechtfertigt, wenn wir uns selbst ungerecht behandelt und von einem mächtigen Gegner bedroht fühlen. Ein solches Gefühl etabliert sich oft in uns, wenn wir uns als Kind oder Heranwachsende in der Familie, von den Eltern oder älteren Geschwistern, drangsaliert fühlten. Aus der Ohnmacht, die wir als Kind erlebten, uns aus unangenehmen oder sogar schmerzlichen Lagen zu befreien, kann ein Bedürfnis resultieren, sich mit allen Mittel zu verteidigen, das in der Camper-Position – wenn auch nur kurz und zum Preis hoher Risiken – befriedigt wird.

Carebear. Auf Deutsch am ehesten »Angsthase«. Es handelt sich um eine meist abfällige Bezeichnung für Spieler, die ihre Figur übervorsichtig spielen, etwaige Gefahrensituationen und PvP vermeiden: Person vs. Person, also die Figur eines Spielers kämpft gegen die Figur eines anderen Spielers, gilt als härter im Vergleich mit PvE, d. h. Person gegen Environment (also der Kampf gegen die Spielumwelt, der programmiert wurde). Die Möglichkeiten des PvP sind natürlich auch vorprogrammiert, nur die Illusion gelingt leichter, da kämpfe Mann gegen Mann. Diese Illusion ist es dann, die starke Gefühle verursacht: Stolz, Tapferkeit, Mut.

Damage dealer. Der, der Schaden zufügt. – Denken wir an Helden, an die, die ein kämpferisches Werk vollenden. Wer fällt uns da ein? Gewandt, klug, mutig – da haben wir klassische Vorbilder, allen voran Odysseus vor Troja. Er selbst war gar nicht so kräftig, mehr gerissen, aber er war derjenige, der Troja die entscheidende Niederlage beibrachte. Ein Damage dealer, dessen Ruhm die Jahrtausende überdauert. Und Sie können in dem Spiel ein wenig daran teilhaben, an dem Schlachtenruhm eines großen Kriegers. Natürlich bedeutet das Ihnen umso mehr, je mehr tatsächliche oder vermeintliche Niederlagen Sie im wirklichen Leben erleiden.

Direct damage. Verursacht den Schaden direkt beim ersten Treffer. Triumphgefühle mögen aufkommen – der Rausch des Sieges schon beim ersten Versuch. Ein leidgeprüftes, womöglich gedemütigtes Selbst will immer mehr davon – wie zum Ausgleich dessen, was im Leben erfahren wurde. Jeder Organismus versucht, in ein stabiles Gleichgewicht zu kommen, und so suchen wir den Ausgleich zur Herabsetzung in der wirklichen Welt in der Erfahrung von Kraft und Erfolg in der Welt des Spiels. Diese Genugtuung hält zwar nur kurz an, mag aber für den Moment gut tun. So gut, dass nach immer mehr davon verlangt wird.

> »Wer inbrünstig hasst, muss einmal sehr geliebt haben.
> Wer so die Welt verneinen will, muss sie einmal sehr stark bejaht haben.«
> *Kurt Tucholsky*

4

Emote. Abkürzung von emotion, d. h. Gefühl, z. B. wenn Sie /emote »hat Angst« eingeben, erscheint für alle sichtbar <Spielfigur ... hat Angst> im Chatfenster. Eine andere Möglichkeit sind vordefinierte Befehle, z. B. lässt /wave die Figur im Spiel winken. Diese sehr stark vereinfachte Art, Gefühle auszudrücken, ähnelt dem Versuch, stark reduzierte Astronautennahrung statt richtiger Lebensmittel wie Gemüse, Brot und Fleisch zu verzehren, um das physische Überleben zu sichern. Ohne Not würde das vermutlich niemand machen. Warum sollte dies dann dem Gefühlshaushalt zugemutet werden? Zur psychischen Gesundheit gehört unabdingbar dazu, Gefühle im echten Kontakt mit einem lebendigen Gegenüber – also außerhalb von Spiel und Chat – ausdrücken und verstehen zu können. Üben Sie sich in dieser Fertigkeit.

Farmen. Immer wieder die gleichen Spieler plündern und ausrauben, sodass diese sich nicht aufbauen können und das Spiel verlassen. Farmen kann auch das massenhafte Töten von in der Regel sehr unterlegenen Mobs bedeuten, deren »Loot« (Beutestücke) dann verkauft wird. Farmen ist dem realen Mobbing sehr ähnlich: Sie drängen jemanden hinaus, möchten nicht, dass er oder sie am Spiel, bei der Arbeit, in der Klasse mit dabei ist. Wenn Sie selbst einmal Opfer waren, kann Ihnen dies Befriedigung verschaffen. »Mit (mehr als) gleicher Münze heimzahlen – jetzt sitze ich mal am Drücker.«

Headshot. Kopfschuss, der den sofortigen Tod des Gegners bewirkt. Was lässt uns Gefallen finden an der Vorstellung, andere zu töten? Aggression ist ein Kind der Frustration, sagt die Psychologie. Das heißt: Wenn Sie, und sei es auch nur in einem Spiel, den Impuls haben zu töten, dann sollten Sie danach suchen, was Sie enttäuscht und verletzt hat.

Playerkiller, Random player killer. Spieler, der andere tötet, Spieler, der wahllos tötet. Wir machen es uns zu einfach, wenn wir uns beruhigen: »Ist doch nur ein Spiel.« Wir sollten versuchen herauszufinden, warum uns das gefällt. Was in meinem Leben war und/oder ist dazu angetan, mich Freude empfinden zu lassen, wenn ich andere (Spielfiguren) töte. Eine schwierige Frage – aber besser als oberflächliche Antworten.

Tank. Tank heißt Panzer auf Englisch und genau das ist die Aufgabe der Spielfigur: Mit Wucht und Mut hineinfahren in die Reihen der Feinde, damit schwächere Mitkämpfer länger aushalten. Achill vor Troja war ein Tank, so wie er von Brad Pitt auch in dem berühmten Hollywood-Film verkörpert wurde. Unerschrocken greift er allein Riesen an und wirft sich tollkühn in die Schlacht. Siegfried aus Xanten, der das Herz der schönen Kriemhild, der Prinzessin der Nibelungen, gewann, ist auch ein Tank. Ebenso wie Spartakus, der Sklave mit dem Löwenmut. Kirk Douglas war ein unvergesslicher Spartakus in dem gleichnamigen Spielfilm. Große Helden – Männerträume. Im Spiel scheinen sie zum Greifen nah.

Ultrakill. Vier Tötungen, ohne selbst gestorben zu sein. Der Sieg über viele Widersacher kann Triumphgefühle verschaffen. Endlich das Heft des Handelns in die Hand nehmen zu können – gegen eine Welt von Feinden. David gegen Goliath: In der Bibel besiegt der kleine David mit seiner Schleuder den Riesen Goliath. Die Highlander-Saga: In den schottischen Legenden leben die sagenhaft starken Männer des Hochlandes, die über den übermächtigen Feind triumphieren können. Die Gallier in dem kleinen Dorf, das allein der römischen Weltmacht trotzt. Das sind alte Ideale, die uns in den Spielen begegnen. Es lohnt sich herauszufinden: Welche Widersacher meine ich eigentlich? Bei wem wäre ich gern wie David, wie ein Highlander, wie Asterix' Gallier gewesen? Im wirklichen Leben – nicht im Spiel.

Zerg. Hohe Verluste im Kampf, viele werden geopfert. »In Stahlgewittern« nannte Ernst Jünger seinen umstrittenen Kriegsroman, der den Sinn der gewaltigen Verluste an Menschenleben im Ersten Weltkrieg nicht in Frage stellt. Wie ein Naturphänomen – daher der Titel – soll der Krieg und das Töten uns erscheinen. Die Ergebnisse der Wissenschaft rechtfertigen eine solche Haltung nicht. Der Krieg und das Töten gehören nicht unveräußerlich zur menschlichen Natur. Vielmehr sollten Sie nach den Gründen in Ihrer persönlichen Entwicklungsgeschichte suchen, wenn Sie eine Erklärung für die Befriedigung finden wollen, die Ihnen das Töten im Spiel verschaffen mag. Die Antwort nur in den ererbten Genen zu suchen – das ist zu kurz gedacht.

Literatur zum Weiterlesen

▶ John Oldham & Lois Morris (2010). Ihr Persönlichkeitsportrait. Frankfurt: Klotz.
▶ Doris Wolf (2009). Ängste verstehen und überwinden. Mannheim: PAL.

Nehmen Sie sich Zeit, suchen Sie sich ein ruhiges Plätzchen, sorgen Sie dafür, dass Sie ungestört sind und vor allem schalten Sie den PC aus. Sie brauchen die Zeit und Ruhe, um über die Fragen nachzudenken. Geben Sie Ihre Antworten ehrlich, machen Sie sich nichts vor. Arbeiten Sie allein daran, das sind nämlich sehr persönliche Dinge, mit denen Sie sich auseinander setzen. Behalten Sie die Antworten für sich. Teilen Sie sie vor allem niemandem im Netz mit, stellen Sie sie keinesfalls etwa in ein soziales Netzwerk oder einen Chatroom. Reservieren Sie die Ergebnisse exklusiv für das Gespräch mit Ihrer Therapeutin oder Ihrem Therapeuten.

Die nachfolgenden Fragen beziehen sich darauf, wie die PC-/Internet-Aktivität im Vergleich zum realen Leben empfunden werden kann. Die Beantwortung kann helfen herauszufinden, in welcher Weise Sie sich selbst unterschiedlich beurteilen, je nachdem ob Sie sich in Ihrer bevorzugten PC-Aktivität beurteilen oder in der Realität. Der jeweilige Sachverhalt in einem Frageblock (überschrieben mit großen Buchstaben) wird als 1-er und 2-er Frage behandelt.

1-er Fragen. Die 1-er Fragen beziehen sich auf die PC-/Internet-Aktivität (in der Vergangenheit formuliert). Sie sollen bei dieser ersten Frage bitte ganz bewusst Ihre Erfahrungen in der Realität ausblenden und sich nur auf Ihr Erleben beim Gamen/Chatten/Surfen konzentrieren.

2-er Fragen. Die 2-er Fragen beziehen sich auf die reale Arbeits- und Alltagswelt. Diese Fragen (ebenfalls in der Vergangenheit formuliert), die sich auf das reale Leben beziehen, beantworten Sie bitte so, wie dies während der intensiven PC-Internet-Aktivitätszeit zutraf. Bitte vergegenwärtigen Sie sich vor dem Ausfüllen der jeweils zweiten Frage in dem Zweierblock der Fragen, wie Sie sich in der Realität – am Arbeitsplatz, in der Familie oder Partnerschaft oder in der Freizeit gefühlt haben – außerhalb Ihrer bevorzugten PC-/Internet-Aktivität. Bitte beziehen Sie die zweite Fragen *nur* auf Ihre Erfahrungen in der Realität. Sie sollen bei dieser zweiten Frage bitte ganz bewusst Ihre Erfahrungen beim Gamen/Chatten/Surfen ausblenden und sich nur auf Ihr Erleben in der Realität konzentrieren.

Bitte kreuzen Sie die bei Ihnen zutreffende Antwort an, jeweils für die 1-er Fragen und die 2-er Fragen

			gar nicht	eher nicht	eher	sehr
A	1	Machte Ihnen Ihre bevorzugte PC-/Internet-Aktivität Vergnügen oder Freude?				
	2	Machte Ihnen etwas Vergnügen oder Freude außerhalb der PC-/Internet-Aktivität?				
B	1	Kam es vor, dass Sie bei der PC-/Internet-Aktivität innerlich stark bewegt waren (z. B. glücklich, gerührt, traurig oder ergriffen)?				
	2	Gab es das im wirklichen Leben, dass Sie in dieser Weise stark innerlich bewegt waren?				
C	1	Kannten Sie im Zusammenhang mit der PC-/Internet-Aktivität das Gefühl von Stolz?				
	2	Wenn Sie an das reale Leben denken, waren Sie da schon stolz?				
D	1	Kannten Sie Gefühle von Scham, Neid oder Eifersucht im Zusammenhang mit Ihrer PC-/Internet-Aktivität?				
	2	Kannten Sie Gefühle von Scham, Neid oder Eifersucht in Ihrem Leben im Alltag, auf der Arbeit oder im Kontakt mit anderen?				
E	1	Kam es vor, dass Sie sich bei der PC-/Internet-Aktivität ekelten, sich angewidert oder abgestoßen fühlten?				
	2	Gab es das auch im wirklichen Leben, dass Sie sich ekelten, angewidert oder abgestoßen fühlten?				
F	1	Empfanden Sie bei der PC-/Internet-Aktivität Verachtung oder Geringschätzung? War Ihnen zum Spotten zumute?				
	2	Kannten Sie Gefühle von Verachtung, Geringschätzung oder Spottlust im realen Leben?				

Bitte kreuzen Sie die bei Ihnen zutreffende Antwort an, jeweils für die 1-er Fragen und die 2-er Fragen

			gar nicht	eher nicht	eher	sehr
G	1	Empfanden Sie Hassgefühle bei der PC-/Internet-Aktivität?				
	2	Traten Hassgefühle im Leben außerhalb der PC-/Internet-Aktivität auf?				
H	1	Kannten Sie Angstgefühle bei der PC-/Internet-Aktivität?				
	2	Empfanden Sie Gefühle von Angst im realen Leben?				
I		Wenn Sie sich sehr aufregten oder sonst stark bewegt waren bei Ihrer PC-/Internet-Aktivität, gelang es Ihnen dann, schnell wieder die Fassung zu erlangen?				
		Wenn Sie sich im Alltag, auf der Arbeit, in der Familie oder mit Freunden sehr aufregten oder sonst stark bewegt waren, gelang es Ihnen dann, schnell wieder die Fassung zu erlangen?				

Wenn Sie von den neun Fragepaaren auch nur zwei so beantwortet haben, dass es Ihnen in PC und Internet leicht fiel, Gefühle auszudrücken, im wirklichen Leben aber nur schwer gelingt, also bei den 1-er Fragen »eher« und/oder »sehr«, bei den 2-er Fragen aber »gar nicht« und/oder »eher nicht« angekreuzt haben, dann sollten Sie dieses Problem mit Ihrer Psychotherapeutin/Ihrem Psychotherapeuten erörtern: Nehmen Sie den ausgefüllten Fragebogen bitte für Ihre Therapeutin/Ihren Therapeuten mit in die Therapie.

Wo ich ausrasten könnte ...

Bitte kreuzen Sie die bei Ihnen zutreffende Antwort an, jeweils für die 1-er Fragen und die 2-er Fragen

			gar nicht	eher nicht	eher	sehr
J	1	Manchmal hatte ich Spaß daran, anderen in der PC-/Internet-Aktivität Fehler nachzuweisen.				
	2	In der wirklichen Welt hatte ich Spaß daran, anderen Fehler nachzuweisen.				
K	1	Wenn ich in der PC/Internet-Aktivität angegriffen wurde, hatte ich den Wunsch nach Vergeltung.				
	2	Wenn ich im Alltag oder Beruf angegriffen wurde, hatte ich den Wunsch nach Vergeltung.				
L	1	Wenn beim Gamen oder Chatten meinem Freund etwas Böses angetan wurde, habe ich das gerächt.				
	2	Wenn im Alltag meinem Freund etwas Böses getan wird, habe das gerächt.				
M	1	Beim Gamen oder Chatten habe ich lieber einmal zuviel als zuwenig zugeschlagen.				
	2	In der wirklichen Welt habe ich lieber einmal zuviel als zuwenig zugeschlagen.				
N	1	In der PC-/Internet-Aktivität hatte ich einfach so Lust, jemanden anzugreifen.				
	2	Im wirklichen Leben hatte ich einfach so Lust, jemanden anzugreifen.				

erstellt in Anlehnung an: K-FAF – Kurzfragebogen zur Erfassung von Aggressivitätsfaktoren (Heubrock & Petermann, 2008)

Wenn Sie von den fünf Fragepaaren auch nur eines so beantwortet haben, dass Ihnen der der Ausdruck von Aggressionen in PC und Internet ein großes Bedürfnis war, im wirklichen Leben aber ganz und gar nicht, d.h. wenn Sie bei den 1-er Fragen »eher« und/oder »sehr«, bei den 2-er Fragen aber »gar nicht« und/oder »eher nicht« angekreuzt haben, dann sollten Sie dieses Ergebnis mit Ihrer Psychotherapeutin/Ihrem Psychotherapeuten erörtern.

Nehmen Sie bitte das ausgefüllte Material mit in die Therapie.

5 Ich und die anderen – oft eine komplizierte Story

Wie soziale Kontakte und PC-/Internet-Gebrauch sich gegenseitig beeinflussen

Manchen Menschen ist das Urteil anderer oder besser das »gefühlte« Urteil anderer wichtiger als ihre eigene Meinung. Die Betonung liegt auf »gefühltes Urteil«, denn das, was wir vom anderen verstehen, und das, was der oder die wirklich meint, müssen keineswegs übereinstimmen. Da lauert das Missverständnis mit seinen Fallstricken. Ein Kommunikationsforscher hat sogar einmal gesagt: »Das Missverständnis ist der Normalfall der Kommunikation.« Wenn das auch in dieser Zuspitzung nicht stimmt, so ist es dennoch richtig, sich immer klar zu machen, dass alles, was wir aufnehmen, hören und sehen, durch unseren inneren Filter läuft. Dieser Filter ist das Bild, das wir von uns selbst haben. Wenn wir nichts von uns halten, werden wir auch andere entsprechend verstehen, ohne uns darüber klar zu sein, dass wir gefiltert und verändert haben. Dabei handelt es sich um unbewusste Prozesse, die wir ohne Weiteres nicht willentlich steuern können. Ein einfaches Beispiel: Ein Ehepaar fährt auf einem amerikanischen Highway. Sie hat Hunger und sieht von ferne ein Schild. Freudig nimmt sie »food« wahr und spürt schon den saftigen Hamburger in ihrem Mund. Tatsächlich heißt es aber »wood«: Das Schild weist auf einen Wald hin, der zwar sehenswürdig ist, aber leider keine Hamburger bereit hält.

> **Beispiel**
>
> Eine Frau ist auf einer Party, sie hat eine echte Perlenkette an. Da kommt eine andere Frau und fragt: »Sind diese Perlen echt?« Die Frau mit der Perlenkette ist schon länger in Psychotherapie. Sie überlegt Folgendes: »Früher wäre ich sofort unsicher geworden. Ich hätte gedacht: Die ist hochmütig und will mir zu verstehen geben, dass das wertloser Plunder ist. Gott sei Dank, habe ich das jetzt besser im Griff.« Sie lächelt und sagt einfach: »Ja.«

»Ein Mann will ein Bild aufhängen. Einen Nagel hat er, aber keinen Hammer. Der Nachbar hat einen Hammer. Also beschließt der Mann, hinüberzugehen und den Hammer auszuleihen. Doch da fängt er an zu grübeln: ›Was, wenn der Nachbar mir den Hammer nicht leihen will? Gestern hat er nur knapp gegrüßt. – Vielleicht war er ja in Eile. Vielleicht aber auch nicht. Vielleicht hat er ja in Wirklichkeit was gegen mich. Was hat er gegen mich? Ich habe ihm doch nichts getan. Also, wenn von mir jemand ein Werkzeug haben wollte, ich würde es ihm sofort geben. Aber was macht er? Er tut's nicht. Wie kann man nur so ungefällig sein? Wenn wir alle so wären, könnten wir einpacken. Aber, wenn der denkt, ich sei auf ihn angewiesen, dann hat er sich geschnitten. Das wäre ja noch schöner. Der wird sich umgucken.‹ Und er stürmt hinüber, klingelt und schreit den verdutzten Nachbarn, als dieser öffnet, an: ›Behalten Sie doch Ihren blöden Hammer, Sie Idiot.‹«

Paul Watzlawick, Anleitung zum Unglücklichsein

Andere Menschen sind wichtig für uns. Wir sind nämlich Wesen, die nicht gut allein sein können.

>> Jedes Ich sucht ein Du. <<
Kurt Tucholsky

Das Alleinsein ist gegen unsere menschliche Natur. Wir haben das Bedürfnis, dabei zu sein, in unseren Familien, wir wollen Freunde haben, einen Partner oder eine Partnerin, wie wollen uns wohlfühlen in der Schulklasse, am Ausbildungsplatz oder auf der Arbeit.

>> Ich badete in einer tiefen Badewanne von Freundschaft. <<
Kurt Tucholsky

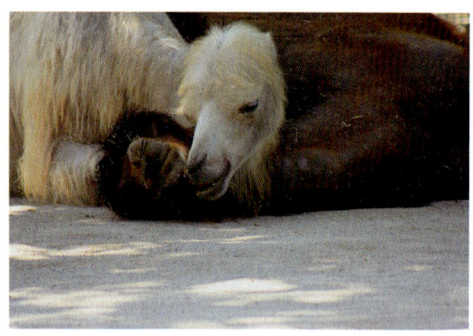

Wenn das im wirklichen Leben nicht gut gelingt, dann ist die Gefahr groß, in der PC-/Internet-Aktivität einen Ersatz zu suchen. Dieser Ersatz bemächtigt sich Ihrer aber allzu leicht und Ihre Urteilsfähigkeit nimmt Schaden. Sie können die Bedeutung der virtuellen Freundschaften und Beziehungen nicht mehr richtig einschätzen. Sie verlieren die Fähigkeit, diese richtig, d. h. in der ihnen angemessenen Weise zu würdigen. Was als Spaß begann, kann sich zu einem ernsten Problem für Sie auswachsen und Sie sind nicht mehr Herr im eigenen Haus.

>> All I wanna do is have some fun before I die. <<
Sheryl Crow

>> Du bist im Begriff, Lisa-Nicole als Freundin hinzuzufügen. Danach werden wir Lisa-Nicole benachrichtigen, damit sie bestätigt, dass Ihr Freunde seid ... <<
Facebook-Nachricht nach flüchtigem Kontakt im Chat

Im Internet gibt es so viele scheinbare Freunde, dass wir für die richtigen in der Wirklichkeit eigentlich einen neuen Namen brauchen.

>> Ein Mann kommt an den Postschalter mit einem einzigen Brief in der Hand. Verblüfft fragt er den Schalterangestellten: › Wie – das geht nicht? Gleichzeitig an alle Freunde senden? ‹ <<
Nach einem Cartoon von Lilly Bravo

>> Ein Freund ist jemand, der alles von dir weiß, aber dennoch dein Freund bleibt. <<
Anonymous

>> Willst du einen Freund gewinnen, dann sei selber einer. <<
Lebensweisheit

Andreas, 25, arbeitslos, möchte Web-Designer werden

Schon während der Grundschulzeit hatte ich Mühe, Freunde zu finden, eigentlich schon im Kindergarten. Ich war immer allein. Manchmal bahnte sich so etwas wie Freundschaft an, aber eigentlich wurde ich da immer ausgenutzt. Ich fühlte mich überall wie ein Loser. Da war es wie eine Erlösung als das Internet kam und ich in Facebook Freunde fand. Da haben mir über 300 Freunde zum Geburtstag gratuliert. Ich freute mich wie ein Schneekönig. Da war es nicht so schlimm, dass mir in echt nur meine Mutter gratulierte. Ich fühlte mich ja im Netz zuhause und dort war ich beliebt wie kaum ein anderer. Dachte ich.

Ich habe erst in der Therapie gelernt, über Freundschaft nachzudenken. Wahrhaftigkeit, Nähe, Verlässlichkeit gehören dazu. Und das habe ich dann mal angewandt auf meine Freunde im Netz. Das tat dann richtig weh zu erkennen, dass das nur eine Illusion war. Mit Freundschaft hatte das wenig zu tun. Da kannte mich doch eigentlich keiner. Nur den schmalen Ausschnitt von mir, den ich zu erkennen gegeben habe. Und der war natürlich immer gepimpt (pimpen bedeutet »aufhübschen« »tunen«; Anmerkung der Autorinnen).

Bei einem Freund, da sollte ich auch schwach sein dürfen und ängstlich – und er sollte mich trotzdem mögen. Mich und nicht ein irgendwie geschöntes Bild, das ich in Facebook der Welt vormache. Dafür helfe ich ihm auch, wenn er es nötig hat. Und das macht uns beide stark. Bis ich das mal kapiert hatte.

Nähe und Distanz – das ist es. Da haben die Tuareg schon recht: Rückt eure Herzen zusammen, aber nicht eure Zelte. Als ich nämlich versuchte, einen richtigen Freund zu finden, da habe ich zuerst viel zu sehr geklammert. Habe es einfach verlernt – oder noch nie richtig gekonnt – wie das geht: Freundschaft. Aber im Internet, da klappt das nicht. So viel ist mal sicher.

5

»You are so beautiful to me.«
Joe Cocker

Liebe im Chat

»Wie gefangen bin ich in meinem Verhalten / Chatte um die Welt / Und finde nur Distanz / Obwohl die Nähe nur ein / Klick weit entfernt ist

Ich suche Gefühle / Und finde nur trostlose Worte / Ich klammere mich an Worte / Wie ein Ertrinkender an einen Strohhalm

Ich suche nach einer besseren Hälfte / Und finde nur Frauen, / Die nach dem Motto leben: / Nähe ist gut / Distanz ist besser

Sie bleiben ein Klick weit entfernt / Und sie sind so schön, / Wenn sie mir über MSN / Ihre Fotos senden / Warum sind sie so schön? / Wo sind die hässlichen?

Wie gerne würde ich durch den Bildschirm tauchen / Um sie zu berühren / Aber eine kalte Monitorwand hält meine / Hände auf

Ich vergehe vor Sehnsucht / Bin süchtig nach Liebe / Aus sicherer Distanz / Nur ein Klick weit entfernt«

> *Gedicht eines Patienten, der über lange Zeit viele Stunden am Tag chattete und deswegen seine Arbeit vernachlässigte und schließlich auch verlor.*

> »Nothing seems to matter … here is my heart on a silver platter. Where is my will?«
> *Chet Baker*

Selbsterforschung: Ich und die anderen – ein Leitfaden zur schriftlichen Bearbeitung

Die Fragen des Fragebogens *Ich und die anderen* (Sie finden ihn auf S. 104 und bei den Online-Materialien) beziehen sich darauf, wie die PC-/Internet-Aktivität im Vergleich zum realen Leben empfunden werden kann. Die Beantwortung kann helfen herauszufinden, in welcher Weise Sie sich selbst unterschiedlich beurteilen, je nachdem ob Sie sich in Ihrer bevorzugten PC-Aktivität beurteilen oder in der Realität.

Nehmen Sie sich Zeit, suchen Sie sich ein ruhiges Plätzchen, sorgen Sie dafür, dass Sie ungestört sind, und vor allem schalten Sie den PC aus. Sie brauchen die Zeit und Ruhe, um über die Fragen nachzudenken. Geben Sie Ihre Antworten ehrlich, machen Sie sich nichts vor. Arbeiten Sie allein daran, das sind nämlich sehr persönliche Dinge, mit denen Sie sich auseinander setzen. Behalten Sie die Antworten für sich. Teilen Sie sie vor allem niemandem im Netz mit, stellen Sie sie keinesfalls etwa in ein soziales Netzwerk oder einen Chatroom. Reservieren Sie die Ergebnisse exklusiv für das Gespräch mit Ihrer Therapeutin.

Gesprächsvorbereitung. Wenn Sie sich auf ein Gespräch vorbereiten wollen, dann überlegen Sie, wie Sie folgende wichtige Stationen im Gespräch erreichen können. Nehmen Sie dabei auch das Arbeitsblatt *Das Lösungsquadrat* (s. S. 107 und bei den Online-Materialien) zur Hilfe. Das sollte gelingen:

- ▶ freundliche Begrüßung
- ▶ geeignete Atmosphäre schaffen
- ▶ die Sichtweise des andern erkunden
- ▶ eigenen Standpunkt darlegen
- ▶ gemeinsame Lösung finden
- ▶ Vereinbarungen treffen
- ▶ Würdigen der Gesprächsqualität

Machen Sie das Beste aus Ihrer Art, mit anderen umzugehen

Beobachten Sie in der Realität Ihre Reaktion auf Kritik. Fühlen Sie sich verletzt erniedrigt oder angegriffen, lächeln aber nach außen und unternehmen nichts dagegen? Lernen Sie, wie man angemessen die eigenen Interessen und Bedürfnisse verfolgt.

> »Welch zweischneidige Empfindungen ein anderer doch in einem auslösen kann,
> wenn man an sich selbst zweifelt.«
> *Simone de Beauvoir*

Üben Sie sich darin, Ihren Ärger in realen Beziehungen auszudrücken, auch wenn Sie Angst haben, dass dann die Beziehung zu dem anderen abbrechen könnte. Wenn Sie versuchen, Ihre Wut zu unterdrücken, sucht diese sich woanders ein Ventil, in Ihrem Fall wahrscheinlich v. a. in der PC-/Internet-Aktivität. Und dadurch kommt es oft zu tatsächlichen Beziehungsabbrüchen in der Wirklichkeit und Sie sind immer mehr in die virtuellen Ersatz-Beziehungen verstrickt. Bauen Sie eine Brücke zu den anderen in der Realität.

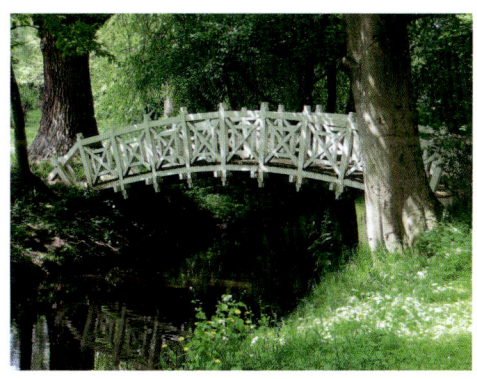

Machen Sie Ihrem Ärger Luft – in Beziehungen in der Wirklichkeit. Äußern Sie Ihre Wut direkt – auf angemessene Weise. Lernen Sie, wie das geht. Solange Sie das noch nicht schaffen, beginnen Sie damit, eine Liste all der Dinge anzulegen (nicht im PC, schriftlich, von Hand, auf Papier und mit einem Stift), über die Sie sich geärgert haben. Gehen Sie dabei folgendermaßen vor: Stellen Sie sich vor, der Mensch, der Sie geärgert hat, ist bei Ihnen im Zimmer und Sie sagen ihm oder ihr jetzt, worum es Ihnen geht. Und das, was Sie sagen möchten, das schreiben Sie auf. Bringen Sie diese Liste in Ihre Therapie ein.

Wenn Sie sich blind in PC- oder Chat-Beziehungen stürzen, sich verliebt glauben, obwohl Sie das Gegenüber gar nicht richtig kennen, dann versuchen Sie der Anziehung zu widerstehen, gerade dann, wenn diese stark sein sollte. Gehen Sie die Sache langsam an. Erleben Sie sich als einen fähigen, unabhängigen Menschen, der in der Realität befriedigende Beziehungen leben kann.

> »Man darf chatten. Man darf nur dann nicht chatten,
> wenn es besser ist, sich zu treffen.«
> *Frei nach Kurt Tucholsky*

Sie lassen sich in PC und Internet sehr von Gefühlen und Bedürfnissen leiten, wenn Sie dort auf andere treffen. Ihre Urteilskraft geht dann leicht flöten.

> »Ein Skorpion, der als Marienkäfer auftritt.«
> *Gabriel Chevallier*

Sie verkennen dann womöglich, den Skorpion im Marienkäferkleid. Deshalb: Versuchen Sie, Abstand zu gewinnen zu den Beziehungen in PC und Internet.

> »Die wichtigste Stunde ist immer die Gegenwart [*in der Realität, Anmerkung der Autorinnen*],
> der bedeutendste Mensch ist immer der, der dir gerade gegenübersteht,
> das notwendige Werk ist stets die Liebe.«
> *Meister Eckhart*

Wenn wir mit jemandem zu tun haben und er reagiert in einer uns unangenehmen Weise auf uns, fragen wir uns gewöhnlich nach dessen Motiven. Vermutlich suchen Sie in der Realität die Ursache für das unangenehme Verhalten des anderen bei sich selbst, wie z. B. »Der findet mich blöd, der denkt, ich bin unsicher, der hält mich für unansehnlich, der übersieht mich wie die meisten usw.« Versuchen Sie in solchen Fällen mindestens zwei weitere Erklärungen zu finden, wie zum Beispiel: »Der ist heute morgen mit dem linken Fuß zuerst aufgestanden, der hat es aber schwer im Leben mit einer so abweisenden Art, der ist mit sich selbst nicht zufrieden.«

> »Frau Müller ist es einmal gelungen, zwölf ihrer zweihundert Freunde aus Facebook zu sich nach Hause einzuladen. Als sie fragt: ›Wer möchte einen Kaffee?‹, schallt es ihr entgegen: ›Gefällt mir! Gefällt mir! Gefällt mir! Gefällt mir! Gefällt mir! Gefällt mir! Gefällt mir! Gefällt mir! Gefällt mir! Gefällt mir! Gefällt mir! Gefällt mir!‹«
>
> *Nach einem Cartoon von Dennis Metz*

Rufen Sie ein- oder zweimal in der Woche eine Bekannte oder einen Bekannten an, den Sie *nicht* aus dem Internet kennen. Noch besser: Treffen Sie sich mit ihm oder ihr.

> »Die neuen Stars unter den Internetfirmen sind jene, die sich auf soziale Netwerke stützen. Ihr Geld verdienen Facebook, Twitter und die anderen mit Werbung – diese lässt sich dort am besten schalten, wo die Internetnutzer viel über sich und ihre Bekannten verraten.«
>
> *Süddeutsche Zeitung, 08./09. 01. 11*

Schauen Sie mit Ihrer eigenen Brille auf sich selbst. Lehnen Sie es ab, durch die Brillen anderer auf sich zu schauen. Das heißt, hören Sie auf, darüber nachzugrübeln, was andere über Sie denken mögen, wenn Sie einkaufen, über die Straße gehen, auf einen Bus warten. Machen Sie sich klar, dass Sie ohnehin nur Vermutungen anstellen, die höchstwahrscheinlich durch den scharfen Senf Ihrer Selbstabwertung zu etwas schwer Genießbarem geworden sind. Konzentrieren Sie sich auf ein inneres Bild, das Ihnen Ruhe gibt. Das kann eine Waldwiese sein, eine Meeresbrandung, ein Gletscher. Finden Sie heraus, welches innere Bild Ihnen Ruhe verschafft (in den Online-Materialien). Widerstehen Sie der Versuchung, Geborgenheit in PC und Internet zu suchen.

Jedes Mal, wenn jemand Sie kritisiert, dann gehen Sie auf Ihren »inneren Balkon«. Das ist auch ein inneres Bild, das Ihnen überall und jederzeit Abstand zu einer belastenden Situation verschaffen kann. Malen Sie sich aus, dass das Zimmer, in dem Sie sich gerade befinden, einen Balkon hätte. Gestalten Sie ihn aus: als großen Balkon mit Steinplatten und gemauerter Brüstung oder als kleiner verspielter Balkon mit einem schmiedeeisernen Geländer oder wie immer Sie sich Ihren Balkon vorstellen. Und nun treten Sie in der Vorstellung hinaus und schauen sich um. Lassen Sie eine Landschaft ganz nach Ihrem Geschmack erscheinen: Eine Waldlichtung mit Rehen, ein Park mit Blumenrabatten, eine Bergwiese. Ihrer Fantasie sind keine Grenzen gesetzt. Und nun schauen Sie auf diese herrliche Landschaft, spüren Sie den leichten Wind, die wärmende Sonne. Und erst dann, wenn Sie Distanz gewonnen haben zu der Kritik an Ihnen, dann gehen Sie innerlich wieder zurück und sagen, was Sie zu sagen haben. Damit wird einer Überflutung durch Angstgefühle entgegengewirkt. Mit PC- und Internetbildern ist dieser Effekt allerdings nicht zu haben. Nur Ihre eigene Vorstellungskraft stellt Ihnen den wunderbaren Effekt zur Verfügung.

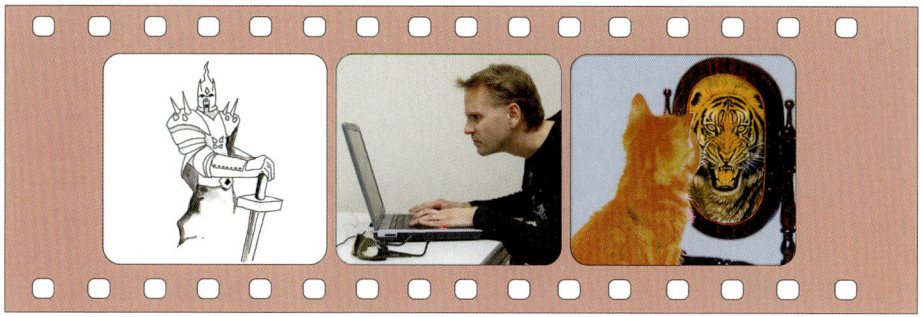

Vademecum – Geh-mit-mir

AFK, away from keyboard (dt. bin weg von der Tastatur). Kürzel dafür, dass der Spieler/die Spielerin im Moment nicht aktiv am Spiel teilnimmt. Er oder sie ist nicht erreichbar. Im wirklichen Leben ist es gar nicht immer einfach, jemandem klarzumachen »Ich bin jetzt mal weg«: Ich höre nicht zu, schaue nicht hin, bin mit meiner Aufmerksamkeit woanders. Um so wichtiger ist es, diese Fertigkeit im realen Leben zu entwickeln.

Assist, to assist (dt. unterstützen). Damit ist der abgestimmte Angriff mehrerer Spieler auf einen einzelnen Gegner gemeint. »Gemeinsam sind wir stark« – das könnte das Motto einer solchen Aktion sein. Im wirklichen Leben ist durchaus Teamgeist gefragt, auch wenn es darum geht, zusammenzustehen gegen Gefahren. Allerdings kann durch das Spielen nichts gelernt werden für Zusammenstehen in der Realität.

Balance (dt. Gleichgewicht). Bezieht sich auf das Kräfteverhältnis zwischen den Spielern. Oft ist auch die Balance zwischen risk und reward (Risiko und Belohnung) gemeint. Das können wichtige Lebensthemen sein: Mit wem lege ich mich an? Ist ein zu erwartender Gewinn das Risiko wert? Vor allem hinsichtlich Ihrer PC-/Internet-Aktivität: Fragen Sie sich, was Sie damit auf's Spiel setzen und ob es das wirklich wert ist. Vielleicht wird dies Ihre Schicksalsfrage an dem Scheideweg zwischen abschalten und abdriften.

DOT, damage over time (Schaden über Zeit(-spanne)). Bezeichnet eine Aktion mit einer verzögerten Schadenswirkung. Im Gegensatz zu anderen Schadensaktionen wie z. B. Schwerthieben, bei denen die Schadenswirkung direkt auf die Aktion folgt. Auch im Fall der Entwicklung krankhaften Gebrauchs von PC und Internet muss von einer verzögerten Schadenswirkung gesprochen werden. Die starken negativen Folgen stellen sich nicht sofort ein.

Game Master, GM. Der Spielleiter (Mitarbeiter des Spieleherstellers) hilft bei Problemen und sorgt dafür, dass die Spielregeln eingehalten werden. Er kann auch Strafen verhängen. Helfen und auf die Disziplin achten, das, was Eltern getan haben sollten. Wie stehen Sie zu Ihren Eltern? Haben Sie dort Hilfe und Anleitung gefunden? Wenn nicht oder nicht genug in Ihren Augen, dann kann ein Game Master eine Art Ersatzelternfunktion bekommen und eine wesentliche Quelle dafür sein, dass Sie sich an das Spiel gebunden fühlen.

Gilde. Auch Allianz oder Corporation genannt. Eine Gilde ist ein Zusammenschluss mehrerer Spieler in einer Spielwelt. Die Bildung einer Gilde erfolgt aus dem Wunsch der Spieler heraus, öfter und effektiver zusammen zu spielen. Durch die Bildung einer Gilde gelangen die an der Gilde beteiligten Spieler in den Genuss verschiedener, von Spiel zu Spiel unterschiedlicher, Vorteile, z. B. einen eigenen Chat, ein Gildenhaus, eigene Farben und Wappen für ihre Rüstungen oder sogar Boni bei bestimmten Spielaktionen. Gilden können einige wenige bis mehrere hundert Spieler umfassen. Das Bedürfnis nach einem Wir-Gefühl wird damit befriedigt. Damit ist die Gewissheit gemeint, einer Gemeinschaft anzugehören, dort ein geschätztes Mitglied zu sein, anerkannt und gemocht zu werden. Fragen Sie sich, ob es im realen Leben eine Gemeinschaft gibt, in der Sie sich wohlfühlen, beispielsweise in der Familie, im Sportverein, am Arbeitsplatz. Wenn Sie jetzt bei Lichte betrachtet »Nein« oder »eher nicht« sagen müssen, dann verlassen Sie die Gilde und suchen Sie sich eine Gemeinschaft im echten Leben.

Gimp. Ein Gimp, ein Gimpel auf Deutsch, ist jemand, der schlecht spielt und die Möglichkeiten seines Charakters nicht optimal ausnutzt. Meistens wird Gimp als Schimpfwort oder selbstironisch benutzt.

> »Versuchen Sie nicht zynisch zu sein – zynisch zu sein ist so leicht.«
> *Oscar Wilde*

Grief play, Griefer. Bezeichnet eine Spielweise, die andere Spieler absichtlich behindert. Ein Griefer ist ein Spieler, der Spaß daran hat, anderen Spielern den Spaß zu verderben. Wenn Sie oft und gern ein Griefer sind, dann fragen Sie sich, warum Ihnen das Spaß macht. Geben Sie sich nicht mit oberflächlichen Antworten zufrieden.

Hate. Hate, Hass gibt an, wieviel Aggro die Figur bei einem Gegner auslöst. Jede Aktion, die einen Gegner schadet (Schlag mit Waffe), einem eigenen Mitkämpfer nützt (Heilung) oder die den Gegner reizt (taunt, dt. verhöhnen) erzeugt eine gewisse Menge Hass. Darüber wird eine Liste geführt. Diese Hatelist spielt eine wichtige Rolle im Aggro Management zwischen Tank, Healer und Damage-Dealer. Hass oder aufgestaute Wut gibt es auch im wirklichen Leben. Dort kann sich diese sehr nachteilig auswirken. Deshalb unser Vorschlag: Lernen Sie, mit der eigenen Wut und mit der Bitterkeit eines anderen umzugehen.

Healer (dt. Heiler). Haben sich auf das Heilen anderer spezialisiert. Diese Spieler genießen oft die besondere Bedeutung, die sie für die Gruppe haben. Fragen Sie sich, wie viel positive Bedeutung Sie für welche Gruppe in Ihrem wirklichen Leben haben. Falls Ihnen zu dieser Frage wenig einfällt, dann machen Sie sich auf die Suche, wie Sie diesbezüglich voran kommen können. Die Antwort liegt sicher nicht in PC und Internet.

Lol, Laughing out loud. Kürzel als Zeichen, dass man sehr amüsiert ist. »Lachen ist Energie ohne Steckdose!« Zweifellos, aber nur wenn es in einem reichen menschlichen »Stromkreislauf« erlebt wird: Reich an Menschen, die mit uns lachen, deren Mimik und Gefühl wir unwillkürlich verstehen, mit denen uns das Lachen verbindet. Da kommt ein mageres Kürzel aus drei Buchstaben einfach nicht mit. Da sollten wir uns nichts vormachen.

LFG, LFT, LFP. Die Abkürzungen für looking for group, looking for team oder looking for player bedeuten, dass der Spieler noch eine Gruppe bzw. ein Team zum Mitmachen sucht. LFM, LFP – Abkürzung für looking for more oder looking for player kommuniziert die Anfrage eines Teams, das noch Mitspieler sucht. Sich auf einen Arbeitsplatz zu bewerben oder Stellen für einen Mitarbeiter auszuschreiben wären wohl das Pendant im realen Leben. Es könnte aber auch der nicht immer einfachen Anforderung entsprechen, Freunde zu suchen oder Freunde zu gewinnen. Geben Sie sich immer dann, wenn Sie LFG, LFT oder LFT bzw. LFM oder LFP eintippen, Aufschluss darüber, wie es in Ihrem realen Leben mit Arbeit und Freundeskreis aussieht.

Raid, raiden (dt. Raubzug). Eine große Gruppe von Spielern hat das Ziel, eine besonders schwere Aufgabe zu erfüllen, bspw. einen übermächtigen Gegner zu besiegen. Besonders der Anführer eines Raids kann sich als besonders wichtige und mächtige Person fühlen mit außerordentlichem Einfluss und besonderem Können. Wenn es Ihnen so geht, dann fragen Sie sich, wie stark und überlegen Sie sich im realen Leben fühlen und wofür das Raid-Erlebnis vielleicht ein Ersatz sein soll, womöglich ohne dass Sie sich darüber Aufschluss gegeben haben.

Reporten (dt. melden, berichten). Damit besteht die Möglichkeit, dem Spielleiter (Game Master) vom negativen Verhalten anderer zu berichten, dieses zu »melden«, damit diese eingreifen, z. B. bei Beleidigungen. Ein solches Eintreten für die eigenen Belange durch eine Autorität kann als sehr wohltuend erlebt werden, um so mehr, wenn elterliche Fürsorge nur unzureichend erlebt wurde. Auch dadurch wird die Bindung an das Spiel erhöht.

5

Nehmen Sie sich Zeit, suchen Sie sich ein ruhiges Plätzchen, sorgen Sie dafür, dass Sie ungestört sind und vor allem schalten Sie den PC aus. Sie brauchen die Zeit und Ruhe, um über die Fragen nachzudenken. Geben Sie Ihre Antworten ehrlich, machen Sie sich nichts vor. Arbeiten Sie allein daran, das sind nämlich sehr persönliche Dinge, mit denen Sie sich auseinander setzen. Behalten Sie die Antworten für sich. Teilen Sie sie vor allem niemandem im Netz mit, stellen Sie sie keinesfalls etwa in ein soziales Netzwerk oder einen Chatroom. Reservieren Sie die Ergebnisse exklusiv für das Gespräch mit Ihrer Therapeutin oder Ihrem Therapeuten.

Die nachfolgenden Fragen beziehen sich darauf, wie die PC-/Internet-Aktivität im Vergleich zum realen Leben empfunden werden kann. Die Beantwortung kann helfen herauszufinden, in welcher Weise Sie sich selbst unterschiedlich beurteilen, je nachdem ob Sie sich in Ihrer bevorzugten PC-Aktivität beurteilen oder in der Realität. Der jeweilige Sachverhalt in einem Frageblock (überschrieben mit großen Buchstaben) wird als 1-er und 2-er Frage behandelt.

1-er Fragen. Die 1-er Fragen beziehen sich auf die PC-/Internet-Aktivität (in der Vergangenheit formuliert). Sie sollen bei dieser ersten Frage bitte ganz bewusst Ihre Erfahrungen in der Realität ausblenden und sich nur auf Ihr Erleben beim Gamen/Chatten/Surfen konzentrieren.

2-er Fragen. Die 2-er Fragen beziehen sich auf die reale Arbeits- und Alltagswelt. Diese Fragen (ebenfalls in der Vergangenheit formuliert), die sich auf das reale Leben beziehen, beantworten Sie bitte so, wie dies während der intensiven PC-Internet-Aktivitätszeit zutraf. Bitte vergegenwärtigen Sie sich vor dem Ausfüllen der jeweils zweiten Frage in dem Zweierblock der Fragen, wie Sie sich in der Realität – am Arbeitsplatz, in der Familie oder Partnerschaft oder in der Freizeit gefühlt haben – außerhalb Ihrer bevorzugten PC-/Internet-Aktivität. Bitte beziehen Sie die zweite Fragen *nur* auf Ihre Erfahrungen in der Realität. Sie sollen bei dieser zweiten Frage bitte ganz bewusst Ihre Erfahrungen beim Gamen/Chatten/Surfen ausblenden und sich nur auf Ihr Erleben in der Realität konzentrieren.

		Bitte kreuzen Sie die bei Ihnen zutreffende Antwort an, jeweils für die 1-er Fragen und die 2-er Fragen	gar nicht	eher nicht	eher	sehr
A	1	Wenn Sie am PC/Internet aktiv waren, fiel es Ihnen da leicht, anderen zu vertrauen?				
	2	Fiel es Ihnen im realen Leben leicht, anderen zu vertrauen?				
B	1	Wenn Sie am PC/Internet aktiv waren, konnten Sie dort Konflikte regeln?				
	2	Konnten Sie im wirklichen Leben Konflikte mit anderen regeln?				
C	1	War es in Ihrer bevorzugten PC-/Internet-Aktivität einfach für Sie, sich Gruppen anzuschließen?				
	2	Konnten Sie sich im wirklichen Leben leicht Gruppen anschließen?				
D	1	War es Ihnen in der PC-/Internet-Aktivität leicht möglich, jemanden wissen zu lassen, dass Sie nichts mehr mit ihm oder ihr zutun haben wollten?				
	2	Fiel es Ihnen im Leben außerhalb der PC-/Internet-Aktivität schwer, jemanden wissen zu lassen, dass Sie nichts mehr mit ihm oder ihr zu tun haben wollten?				
E	1	Konnten Sie in der PC-/Internet-Aktivität leicht Kontakt zu fremden Menschen aufzunehmen?				
	2	Konnten Sie im realen Leben außerhalb der PC-/Internet-Aktivität leicht Kontakt mit jemandem knüpfen?				
F	1	Fiel es Ihnen in der PC-/Internet-Aktivität leicht, andere wissen zu lassen, dass Sie wütend sind?				
	2	War es im realen Leben außerhalb der PC-/Internet-Aktivität einfach, andere wissen zu lassen, dass Sie wütend sind?				

5

Bitte kreuzen Sie die bei Ihnen zutreffende Antwort an, jeweils für die 1-er Fragen und die 2-er Fragen			gar nicht	eher nicht	eher	sehr
G	1	Konnten Sie in der PC-/Internet-Aktivität leicht die Chef-Rolle einnehmen?				
	2	Gelang es Ihnen im realen Leben – außerhalb der PC-/Internet-Aktivität – die Chef-Rolle einzunehmen?				
H	1	Konnten Sie in der PC-/Internet-Aktivität anderen Menschen gut Ihre Zuneigung zeigen?				
	2	Gelang es Ihnen, anderen Menschen Ihre Zuneigung zu zeigen, außerhalb der PC-/Internet-Aktivität im realen Leben?				
I	1	War es Ihnen möglich, in der PC-/Internet-Aktivität Ihre Gefühle andern gegenüber frei zu äußern?				
	2	Gelang es Ihnen, Ihre Gefühle anderen gegenüber frei zu äußern, außerhalb der PC-/Internet-Aktivität im realen Leben?				
J	1	Konnten Sie sich in der PC-/Internet-Aktivität anderen nahe fühlen?				
	2	War es Ihnen möglich, außerhalb der PC-/Internet-Aktivität im realen Leben, sich anderen nahe zu fühlen?				

erstellt in Anlehnung an: IIP – Inventar zur Erfassung interpersoneller Probleme (Horowitz et al., 2000)

Wie Sie Ihre Ergebnisse interpretieren können

Wenn Sie von den zehn Fragepaaren auch nur drei so beantwortet haben, dass Ihnen der Kontakt mit anderen in PC und Internet leicht, im wirklichen Leben aber nur schwer gelingt, also bei den 1-er Fragen »eher« und/oder »sehr«, bei den 2-er Fragen aber »gar nicht« und/oder »eher nicht« angekreuzt haben, dann sollten Sie dieses Kontaktproblem mit Ihrer Psychotherapeutin/Ihrem Psychotherapeuten erörtern: Nehmen Sie den ausgefüllten Fragebogen bitte für Ihre Therapeutin/Ihren Therapeuten mit in die Therapie.

Das Lösungsquadrat kann Ihnen helfen, schwierige Gespräche zu führen. Das kann am Arbeitsplatz sein, aber auch einen privaten Anlass haben.

Sie können ein schwieriges Gespräch, das vor Ihnen liegt, unter vier Gesichtspunkten betrachten:

(1) Um welche Sache geht es,

(2) wie erlebe ich mich im Zusammenhang mit dem Problem, um das es gehen soll,

(3) wie ist die Beziehung von mir zu dem oder der, die an dem Gespräch beteilt ist und

(4) welche Ziele verfolge ich mit dem Gespräch?

Die vier Aspekte werden nun im Einzelnen beleuchtet. Das sollten Sie immer so tun, wenn Sie vor einem schwierigen Gespräch stehen. Denn: Die gute Vorbereitung ist die Mutter des Erfolgs im Gespräch.

> »Um über einen Menschen zu urteilen,
> musst du erst zehn Monde lang in seinen Mokassins gelaufen sein.«
> *Indianische Weisheit*

5

(1) Sache

▶ Was will ich ansprechen?

▶ Welche Argumente, Gründe, Beispiele habe ich?

▶ Wie kann ich eine problematische Sache ansprechen, ohne zu werten?

(2) Selbst

▶ Wie erlebe ich die Situation?

▶ Welche Gefühle habe ich dabei?

▶ Was davon will ich dem anderen mitteilen?

▶ Wie kann ich mich selbst verstehen?

(3) Beziehung

▶ Wie ist die Perspektive des oder der anderen? Wie sieht die Sache aus seiner/ihrer Sicht aus? Kann ich mich in die Lage des oder der anderen versetzen?

▶ Wie kann ich Kritik äußern, ohne zu verletzen?

▶ Wie kann ich meine eigene Betroffenheit mitteilen?

▶ Wie kann ich den anderen verstehen?

(4) Ziele

▶ Welche Minimal-/Maximal-Ziele habe ich?

▶ Wie definiere ich Ziele?

Sache	Beziehung
Selbst	Ziele

 © Schuhler • Vogelgesang: Abschalten statt Abdriften. Weinheim: Beltz, 2011

6 Null Bock? Nur noch PC?

Wie der krankhafte Gebrauch von PC und Internet die Antriebskräfte blockiert und wie diese wieder geweckt werden können

Was treibt uns an im Leben und lässt uns durchhalten, auch wenn es schwierig wird? Mit anderen Worten: Was motiviert uns und wie stark ist unsere Motivation, Ziele im Leben zu entwickeln und zu verfolgen? Das kann beruflich sein, aber auch privat. Oft ist es nicht mit dem reinen Willen getan, wir müssen auch einen langen Atem haben, damit wir an unseren Projekten dran bleiben und nicht vorschnell aufgeben.

> »Ein einfacher Willensakt genügte nicht, um wieder Selbstvertrauen zu gewinnen.
> Um den schlummernden Ehrgeiz zu wecken, um eine echte Unabhängigkeit zu erobern,
> hätte ich arbeiten und mich anstrengen müssen, das wusste ich.«
> *Simone de Beauvoir*

Wenn wir aus fachlicher Sicht die Motivation eines Menschen einschätzen wollen, untersuchen wir zwei Kräfte, nämlich einmal die Kraft, die ihn zum Anspringen bringt und Interesse an einer Sache finden lässt, und dann die Kraft, die seinen inneren Motor am Laufen hält und dafür sorgt, dass er nicht so schnell aufgibt, sondern dranbleibt. Einfach nur aufgestanden zu sein, reicht nicht, man muss losgehen und weitermachen, auch wenn's schwierig werden sollte.

> »I'm out of bed and dressed, what more do you want?«
> *Anonymous*

Nicht selten stellen wir uns selbst eine Falle, in dem wir die »Sinnfrage« falsch stellen. Das klingt dann ungefähr so: »Das hat doch alles keinen Sinn. Warum soll ich mich dafür anstrengen? Das bringt doch im Endeffekt nichts. Das Leben ist mehr oder weniger sinnlos.« Was aber im Umkehrschluss heißt: »Das Leben ist mehr oder weniger sinnvoll.« Das Mehr oder Weniger – das bestimmen wir. Sie sind es, die die Frage nach dem Sinn des Leben beantworten können, niemand sonst. Bei der Suche nach Ihrer Antwort auf die Frage nach dem Sinn des Lebens hilft Ihnen Ihre Psychotherapeutin.

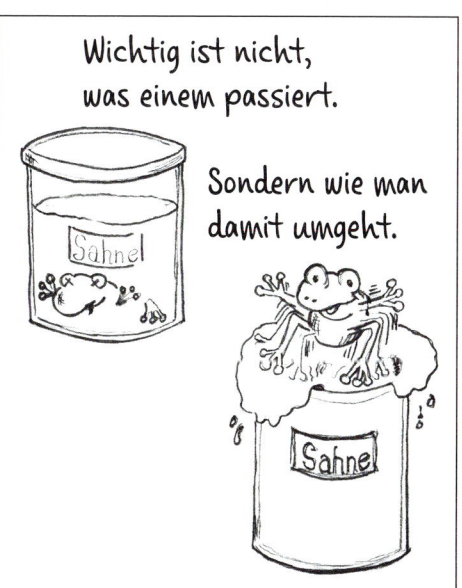

>>Wir verlangen, das Leben müsse einen Sinn haben, aber es hat ganz genau so viel Sinn,
als wir selber ihm zu geben im Stande sind.<<

Hermann Hesse

>>Wenn wir nach dem Sinn des Lebens fragen, dann ist die Frage falsch.
Das Leben ist es, das die Fragen stellt. Wir sind die, die zu antworten haben.<<

Viktor Frankl

Mit dem Arbeitsblatt *Wo ich ganz bei der Sache bin …* (s. S. 119 und bei den Online-Materialien) haben Sie Gelegenheit, die Kräfte Ihres inneren Motivationsmotors für sich selbst einschätzen zu können.

Wo ich ganz bei der Sache bin … — Material zum Bearbeiten

Nehmen Sie sich Zeit, suchen Sie sich ein ruhiges Plätzchen, sorgen Sie dafür, dass Sie ungestört bleiben, und vor allem schalten Sie den PC aus. Sie brauchen Zeit und Ruhe, um über die Fragen nachzudenken. Geben Sie Ihre Antworten ehrlich, machen Sie sich nichts vor. Arbeiten Sie allein daran, das sind nämlich sehr persönliche Dinge, mit denen Sie sich auseinander setzen. Behalten Sie die Antworten für sich. Teilen Sie sie vor allem niemandem im Netz mit, stellen Sie sie keinesfalls etwa in ein soziales Netzwerk oder einen Chatroom. Reservieren Sie die Ergebnisse exklusiv für das Gespräch mit Ihrer Therapeutin. Alle Materialen können Sie herunterladen und dann bearbeiten. Machen Sie keine Angaben im Buch, schützen Sie sich vor der Verletzung Ihrer Privatsphäre.

Was die Ergebnisse für Ihre Psychotherapie bedeuten können

Wenn Ihre Ergebnisse so aussehen, dass Antrieb und Durchhaltevermögen in PC und Internet hoch, im wirklichen Leben aber niedrig ausgeprägt sind, dann gehört dieses Motivationsproblem in Ihre Psychotherapie. Die Therapieziele könnten dann etwa so lauten: Förderung der motivationalen Kräfte im realen Lebenszusammenhang, Abbau der motivationalen Bindung an die PC- und Internet-Aktivität, Aufbau von erfolgversprechender Handlungsplanung im Alltag, auch im sozialen Kontakt. Eine Handleserin drückt dies anschaulicher aus:

>>Man kann Sie für tausend Sachen begeistern. Neue Wohnung suchen, Reise planen oder ein soziales Projekt starten: Auf Ihren Einsatz ist Verlass. Das Schöne daran ist, Sie sind ein toller Teamworker und versuchen nie, auf Teufel komm' raus Ihren eigenen Standpunkt durchzusetzen.<<

Eine Handleserin

Machen Sie das Beste aus Ihrem Motivationspotenzial

Entwickeln oder beleben Sie Ihr Potenzial, aktiv zu werden. Gehen Sie einmal in der Woche zum Schwimmen, zum Tischtennisspielen, Kegeln oder machen Sie etwas, das Ihnen schon mal Spaß gemacht hat, früher – in den Zeiten, als Sie noch nicht so viel Zeit am PC und im Internet verbracht haben. Um sicher und gelassen zu werden, brauchen Sie andere Beziehungen zur Welt als die, die Sie in PC und Internet finden können.

Der Anfang. Üben Sie sich in der Schule des Lebens. Fangen Sie klein an, regeln Sie Ihre Bankdinge, machen Sie alle Briefe auf, auch die, die nach Rechnung aussehen. Kaufen Sie Lebensmittel ein und kochen Sie sich eine Mahlzeit. Essen Sie niemals, während Sie am PC aktiv sind. Finden Sie heraus, wie man eine Einladung zum Abendessen plant, und laden Sie dann ein. Sie werden auch die größeren Ziele, wie die Berufsfindung oder den Arbeitsplatzwechsel leichter angehen können, wenn Sie im Kleinen beherrschen, wie das geht: Ziele finden und Erfolg planen. Es kommt darauf an, dies in der Realität zu beherrschen. Anderswo, also in PC und Internet, zählt nicht.

Lernen Sie zu planen. Schreiben Sie zu Dingen, die Ihnen schwerfallen, alle Schritte auf, die zu deren Ausführung notwendig sind. Das kann schon beim pünktlichen Aufstehen beginnen.

»Der frühe Wurm fängt den Fisch.«
Lebensweisheit

Das Prinzip der kleinen Schritte. Beherzigen Sie das Prinzip der kleinen Schritte: Schauen Sie sich die linke Seite der Punktebilder an. Können Sie die zählen? Schwierig, bis kaum möglich. Aber wenn Sie sich die Aufgabe einteilen, in Päckchen, dann ist die Aufgabe zu bewältigen. Nach dem Prinzip der kleinen Schritte sollte Ihr Plan ausgerichtet sein.

6

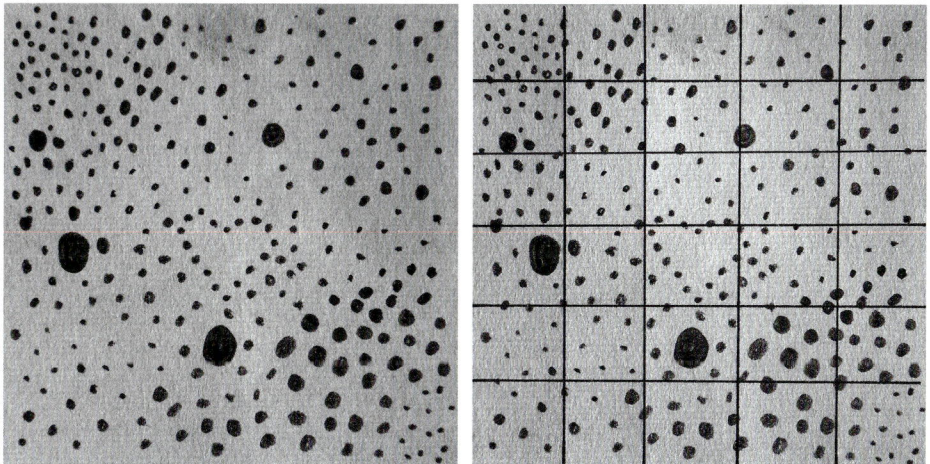

Eyalfjallajökull – können Sie das wiederholen? Er ist wirklich schwierig, der Namen des isländischen Vulkans.

Sehr zum Vergnügen der Isländer scheiterten auch Radio- und Fernsehjournalisten aus aller Welt bei dem Versuch, den Namen auszusprechen, der 2010 monatelang seine Rauchwolken in den Himmel spie und den Luftverkehr behinderte. Dabei wäre es so einfach gewesen: Einfach das Prinzip der kleinen Schritte anwenden:

Eyal – fjalla – jökull

Lernen Sie die drei Wörter separat als handliche Buchstabenpäckchen und sprechen Sie dann nacheinander aus: Kein Problem mehr mit isländischen Namen!

>>Das Problem zerlegen und nacheinander angehen, wie beim ›Klöße essen‹.
Ein kraftvoller Handlungsanschub kann für uns darin liegen, einen Berg von Problemen
in kleine handliche Päcken zu zerlegen.<<

Sehen Sie der Realität ins Auge. Wenden Sie sich nicht von Unangenehmem bei der Arbeit, in der Familie oder in der Ausbildung ab. Machen Sie sich nichts vor. Verleugnen Sie nicht die Anzeichen, wenn sich ein Sturm zusammenbraut.

>>Du brauchst keinen Wettermann, um zu wissen, aus welcher Richtung der Wind bläst.<<
Bob Dylan

Die Dinge werden immer unangenehmer, je mehr man sie ignoriert und stattdessen in die virtuelle Welt flüchtet. Ehrgeiz sollten Sie in der realen Welt entfalten, verzichten Sie auf Ehrgeiz in der PC-/Internet-Aktivität. Dort ist für Sie kein Blumentopf zu gewinnen – stattdessen müssen Sie sich mit einem Sack voller Probleme herumschlagen. Der Ort dafür damit aufzuräumen ist die Psychotherapie.

>>Intelligence without ambition is a bird without wings.<<
Salvatore Dali

>>Carpe diem – Nutze den Tag.<<
Vanitas-Motiv

Tun Sie etwas gegen die Antriebsflaute. Machen Sie z. B. morgens nach dem Aufstehen zehn Kniebeugen. Fragen Sie sich gar nicht erst, ob Sie dazu Lust haben. Mindestens am Anfang werden Sie die Kniebeugen ohne Lust machen müssen – das schadet aber nichts, es wird dennoch antriebssteigernd wirken.

Nehmen Sie sich vor, am Samstag auf den Markt zu gehen und frisches Gemüse und Obst zu kaufen – was Sie dann auch essen sollten. Holen Sie den PC aus seiner Höhle, falls er in einer dunklen Ecke der Wohnung stehen sollte, was oft der Fall ist. Stellen sie ihn dort auf, wo Sie oder Ihre Familie oft vorbeikommen. Gehen Sie zelten, machen Sie etwas, was Sie bisher noch nicht oder schon lange nicht mehr in der Realität getan haben. Tun Sie, was Sie tun können. Das ist dann vielleicht nicht alles, was Sie tun möchten, aber es ist auf jeden Fall mehr als nichts.

Vielleicht würden Sie gerne eine Gärtnerlehre in Japan machen, aber noch leben Sie vom Arbeitslosengeld. Anstatt sich überhaupt nicht um die berufliche Perspektive zu kümmern, weil es der große Traum ja nicht sein kann, machen Sie besser Folgendes: Versuchen Sie einen Praktikumsplatz in einer Gärtnerei vor Ort zu bekommen. Das erhöht Ihre Chancen auf dem Arbeitsmarkt. Ein anderes Problem, bei dem Sie vielleicht zu schnell aufgeben: Es gelingt Ihnen nicht, die Frau oder den Mann in der Realität anzusprechen, von der oder dem Sie träumen. Suchen Sie sich keinesfalls Trost im Netz. Sondern bitten Sie beispielsweise einen Freund oder Bekannten, dass er Ihnen jemanden vorstellt, auch wenn es nicht Ihr Liebestraum ist. Tun Sie, was Sie tun können. Und schätzen Sie Ihre Erfolge nicht gering.

» It's better to travel hopefully than to arrive. «
Robert L. Stevenson

Fallbeispiel

Janosch, 24 Jahre, Auszubildender

Ich bin vor zwei Jahren in eine Psychosomatische Klinik, weil ich mit dem PC-Spielen nicht mehr so weiter machen konnte. Alles ließ ich liegen, habe mich um nichts mehr gekümmert, nicht um die Ausbildung, kein Sport, nichts mehr, nur noch gespielt und Riesen-Stress mit meinen Eltern. Ich komme nicht aus einem armen oder lieblosen Elternhaus. Gar nicht. Im Gegenteil, meine Mutter hat mich fast zuviel betütelt. Und mein Vater hat zwar nicht immer genau das gemacht, was ich mir so vorgestellt habe. Aber er war doch mehr da als andere Väter und an der Oberfläche war alles in Ordnung. Und trotzdem: Da war immer so ein Riss in unserer Familie. Oder zumindest habe ich das so empfunden. Meine Schwester, die war der Liebling. Die hat die Schule mit links gemacht. Ich hatte immer Probleme, brauchte Nachhilfe und so. Sie war überall beliebt, ich hatte kaum Freunde. Sie war hübsch, ich war picklig, krummbeinig und hässlich. So habe ich mich selbst gesehen. Und das mit den krummen Beinen stimmt auf jeden Fall. Aber Konflikte durften ja nicht zur Sprache kommen. Es war absolut wichtig, dass immer alles harmonisch war in der Familie. Wenn ich mit meiner Schwester Krach anfing, ist meine Mutter heulend vom Tisch aufgesprungen und rausgelaufen. Da habe ich das dann gelassen. Mit 15 Jahren habe ich überraschenderweise doch ein Freundin gekriegt. Ich konnte es gar nicht fassen. Ich? Eine Freundin? Aber die hat dann schnell mit mir Schluss gemacht und da fing das mit dem Spielen an. Ich bin 14 Tage lang gar nicht mehr aus meinem Zimmer, habe nur gespielt. Wenn jemand nach mir sehen wollte, habe ich nur durch die Zimmertür geschrien, sie sollen abhauen. Essen habe ich mir nachts aus der Küche geholt. Ich habe diese extreme Phase überwunden und mich nicht mehr eingesperrt, aber innerlich hatte ich mit Menschen abgeschlossen. Stattdessen habe ich mir eine Welt in dem Spiel aufgebaut und war ganz nah mit einer Blutelfe in dem Spiel. Da bin ich voll abgedriftet. Ich wollte nur dort in dem Spiel bei ihr sein, alles andere war egal. In der Therapie war das ganz schön mühselig, das alles aufzuarbeiten. Meine Eltern waren ein paar Mal zu Gesprächen da, mit der Therapeutin.

Da ging es auch darum, dass ich verwöhnt wurde und das auch immer übertrieben eingefordert habe. Das hat sich auch in der Klinik gezeigt. Da gab es z. B. beim Abendessen eine Platte mit Wurst ohne Schweinefleisch – reserviert für die muslimischen Patienten. Das habe ich nicht ausgehalten. Mehr oder minder bewusst habe ich mir doch von der Platte genommen, obwohl ich kein Moslem bin und natürlich Schweinefleisch esse. Ich wollte auch immer sofort ein Gespräch mit der Therapeutin, wenn mich was beschäftigt hat. Es musste jetzt und sofort sein. Warten fiel mir schwer. Die Stunden wollte ich dann immer überziehen. In den letzten fünf Minuten fiel mir immer noch was ein, was ich jetzt unbedingt loswerden wollte. Und so weiter, immer musste ich mich vergewissern, dass jemand für mich da ist. Nur langsam konnte ich mich mit meiner lahmen Seite beschäftigen, dass ich immer so viel von den anderen erwarte und selbst wenig auf die Beine stelle. Das war hart. Ich habe noch einen Brief aus dieser Zeit, den ich an die Blutelfe geschrieben habe. Das kann ich heute gar nicht mehr verstehen. Dass ich so was geschrieben habe:

»Geliebte Rawiran (so war ihr Name),
du warst mir immer von allen am liebsten und immer für mich da, wenn ich dich gebraucht habe. Viele wundervolle Abende haben wir im Drachenschrein, im Palast der Nebel und auf dem magischen Berg zugebracht. Wir haben gemeinsam zwei Berufe gemeistert, starke Gegner bezwungen und viele Freunde gefunden. Selbst Hodgar, dieser große Krieger, und die Schlachten waren für uns kein Problem. Ich sehne mich nach dir. Aber ich soll dich aufgeben. Ja, ich muss dich aufgeben, denn je besser es mir in deiner Welt ging, umso schlechter ging es mir in meiner Welt. Mir ging die Kraft in meiner Welt aus, weil ich in deiner Welt die Zeit vergessen hatte. Du bist immer noch meine Traumfrau! Manchmal eine zarte Elfe, manchmal eine gefährliche Zaubernixe. Ich kann aber nicht auf ewig bei dir bleiben ...«.

Das spürt man doch richtig, wie abgedreht das ist, wie ich völlig aufgegangen bin in dem Spiel. Wie ich die elektronische Schöpfung eines Programmierers mit Namen Rawiran wirklich geliebt habe. Genauso gut könnte ich mich in das Word-Programm von Microsoft verlieben! Wenn ich heute – ich mache ein Ausbildung zum Schreiner – wieder in Versuchung gerate, in das Spiel von damals abzudriften, dann hole ich mir den Brief raus. Und dann komme ich wieder zu mir. Das will ich nicht mehr. Und meine krummen Beine, die stören mich nicht mehr sonderlich. Ich finde, sie passen zu meinem Gang und es sieht irgendwie lässig aus. So wie ein Westernheld.

Das ewige Aufschieben. Folgendes kann das Familienleben oder eine Partnerschaft sehr belasten: Liegenlassen, verzögern, nicht in Angriff nehmen: Dies sind häufige Methoden des Familienmitglieds mit PC-/Internet-Problemen, unangenehmen Dingen im Alltag aus dem Weg zu gehen. Lassen Sie es nicht mehr so weit kommen:

>»Gute Vorsätze schmelzen dahin wie Schnee in der Sonne.«

Bedenken Sie als Verzögerer deshalb bitte: Es macht unterm Strich mehr Spaß, Dinge rechtzeitig zu erledigen, als diese bis zum St. Nimmerleinstag aufzuschieben. Wenn Sie es heute tun, ist morgen niemand auf Sie wütend. Bei der Vorbereitung auf rechtzeitiges Erledigen hilft Ihnen Ihre Psychotherapeutin.

Machen Sie ein bisschen etwas – das ist besser als gar nichts zu tun. Erinnern Sie sich an das Prinzip der kleinen Schritte. Und wenn Sie das Bisschen getan, wie z. B. die Geschirrspülmaschine ausgeräumt haben, dann belohnen Sie sich und machen sich eine schöne Zeit (aber nicht an PC und Internet).

>»Aus einem Problem ein Projekt machen.«

Wie das geht, wie aus einem Problem ein erfolgreiches Projekt gemacht werden kann, zeigen die folgenden zwei Beispiele – aus der Realität.

Beispiel

Stille Nacht, Heilige Nacht

Die Geburt eines Welthits war die Verlegenheitslösung eines Mannes, der sich mit einer Niederlage nicht abfinden wollte: Joseph Mohr stand am Heiligen Abend 1818 vor einer kleinen Katastrophe. Er war Hilfspfarrer in einer Gemeinde in Österreich. Die Kirche war neu, aber die Orgel war kaputt. Eine Christmette ohne Orgelmusik – undenkbar. Da erinnerte er sich an ein Gedicht, das er zwei Jahre zuvor geschrieben hatte: »Stille Nacht« hatte er es genannt. Mit diesem Gedicht ging er am Morgen des 24. Dezember mit einem Funken Hoffnung zu dem Organisten, der ja eigentlich nichts zu tun haben würde am Abend und auch entsprechend verzweifelt war. Dieser konnte aber nicht nur Orgel spielen, er konnte auch komponieren. Und darauf setzte Mohr, er bat den Organisten, eine Melodie zu komponieren für eine Gitarre und zwei Solostimmen mit Chor. Der Organist machte sich nach anfänglichem Zögern an die Arbeit. Und so sangen sie es am Abend zum ersten Mal, das Lied, das wir alle kennen. Der Organist sang den Bass, der Pfarrer Tenor und spielte Gitarre dazu. Der Chor begleitete das Arrangement. Ein großes Lied, geboren aus einem Problem.

Der Fall Barbara E.

Der Berliner Kaiser's-Kassiererin wurde nach 31 Arbeitsjahren gekündigt, weil man ihr eine Bagatelle vorwarf – sie hätte zwei von Kunden verlorene Leergutbons im Wert von 1,30 Euro für sich eingelöst. »Es war eine fürchterliche Zeit. Ich hatte plötzlich diesen Stempel ›kriminell‹ auf meiner Stirn. Ich hatte meine Arbeit ver-

6

loren, wusste nicht, wie es weitergehen soll … [die Kündigung wurde vom Bundesarbeitsgericht für rechtswidrig erklärt, Frau E. musste wieder eingestellt werden. Sie hatte immer erklärt, nie Bons unterschlagen zu haben. Anmerkung der Autorinnen] In den zwei Jahren, in denen alles in der Luft hing und ich auf die Entscheidung des Gerichts wartete, bin ich viel gereist, in Deutschland, nach Frankreich und Holland, weil ich dort viel Unterstützung bekam und bei Gewerkschaften eingeladen war. Ich habe viele tolle Leute kennengelernt. Ich habe sogar angefangen, Französisch zu lernen. Im Nachhinein kann man fast sagen: Danke, Kaiser's.«

Aus einem Interview mit Barbara E. (stern 48/2010)

Machen Sie das, was zu tun ist, jetzt und nicht später. Denken Sie gar nicht darüber nach, ob Sie dazu Lust haben. Vermutlich ist das nicht der Fall. Deshalb machen Sie es jetzt ohne Lust. Das ist keine Zumutung, das ist normal. Eine Menge Dinge müssen wir tun, ohne dazu Lust zu haben. Haben Sie beispielsweise immer Lust, sich die Zähne zu putzen? Eben. Und zum Ausgleich stehen uns viele Dinge zur Verfügung, die uns kolossalen Spaß machen können. Dinge in der Realität. Sie müssen Sie nur (wieder-)entdecken, vielleicht mit Hilfe des Kapitels 8 *Mit allen Sinnen*.

Seien Sie heiter in der Wirklichkeit. Lassen Sie das Stöhnen über die Anforderungen der Realität. Führen Sie sich stattdessen vor Augen, wie froh Sie sein werden, wenn Sie Ihre Pflichten getan haben. Und wie froh Ihre Familie mit Ihnen sein wird. Stellen Sie sich vor: Kein Nörgeln mehr, stattdessen ist jedermann mit Ihnen zufrieden. Ändern Sie Ihre trägen Gewohnheiten im Alltag. Verzichten Sie auf Ihr Selbstideal in der virtuellen Welt. Es schadet Ihnen, wenn Sie nur dort flink und zuverlässig sind. Sie müssen trachten, in der Realität zuverlässig und fit zu werden.

Wagen Sie etwas in der Realität. Wenn Sie in einen Club oder eine Disco zum Tanzen gehen können, aber Angst davor haben, zurückgewiesen zu werden, falls Sie jemanden ansprechen würden, dann machen Sie sich klar, was Sie gewinnen können: (1) Ich könnte Erfolg haben. (2) Ich hätte auf jeden Fall als Gewinn, dass ich es versucht habe. (3) Ich könnte weiterkommen damit, mit Misserfolgen umzugehen. Denken Sie dabei an das Rowling-Prinzip im Kapitel 3 *Sie wissen, was Sie wollen, aber wissen Sie auch, was Sie brauchen?*

Gehen Sie kleine Risiken in der Realität ein. Denken Sie sich für jeden Posten auf Ihrer inneren geheimen Liste »Davor habe ich in Wirklichkeit Angst« einen Weg aus, wie Sie etwas tun könnten, obwohl Sie davor Angst haben. Wenn Sie Angst vor einer Abfuhr beim Tanzen haben, könnten Sie versuchen, zuerst über Blick- und Lächelkontakt abzuschätzen, wie wahrscheinlich es ist, dass Sie zurückgewiesen werden. Um sich vor zu großer Kränkung zu schützen, könnten Sie den Flirt zunächst als sportliche Aufgabe sehen (selbst Michael Schumacher hat Rennen verloren …). Wenn Sie vor etwas so große Angst haben, dass Sie sich beim besten Willen nicht vorstellen können, ein Risiko einzugehen (wenn es sich nicht um etwas handelt, vor dem jeder normalerweise Angst hätte, wie beispielsweise vor der UNO in New York zu sprechen), dann bringen Sie diese Situation in Ihre Psychotherapie ein. Dort gehört sie hin.

Durchhalten! Üben Sie sich im Durchhalten in der Realität. Dass Sie viele Stunden am PC sitzen können und sogar Essen oder Schlafen vernachlässigen, zählt nicht. Im Gegenteil, das raubt Ihnen die Durchhaltekraft im eigentlichen Alltag. Ertragen Sie dort Ihr Unbehagen ein bisschen länger, anstatt sich sofort zurückzuziehen, wenn es Ihnen unangenehm wird.

Warten Sie noch, wenn Sie mit jemand zusammen sind und eigentlich flüchten wollen. Gehen Sie zur Arbeit oder in die Schule, auch wenn Sie sich lieber krank melden wollen, aber nicht wirklich krank sind. Sprechen Sie über Ihre Unlust im wirklichen Leben. In erster Linie mit Ihrer Psychotherapeutin.

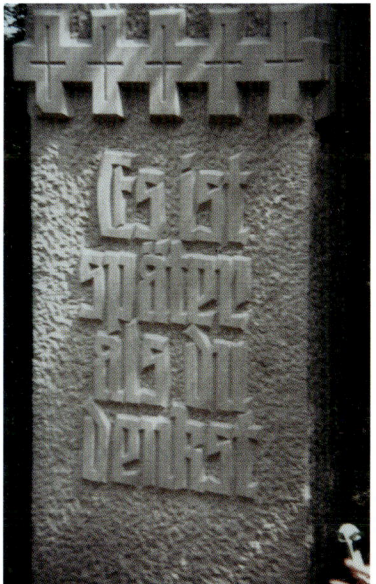

>If you can dream it, you can do it.«
Therapeutische Weisheit

Träumen ist der Anfang des Erfolgs, aber Sie sollten plastisch träumen, d. h. geben Sie Ihrem Traum eine Gestalt, malen Sie sich Folgendes genau aus: Was sehe ich, wenn ich am Ziel meines Traumes bin, was höre ich, wer ist dabei, wo befinde ich mich?

Stellen Sie sich selbst so konkret in der Situation vor, als wären Sie heute mit einer Tarnkappe schon dabei. Warten Sie nicht zu lange damit, den Traum im Leben umzusetzen.

>Tue nicht so, als hättest du tausend Jahre zu leben.«
Marc Aurel, römischer Kaiser

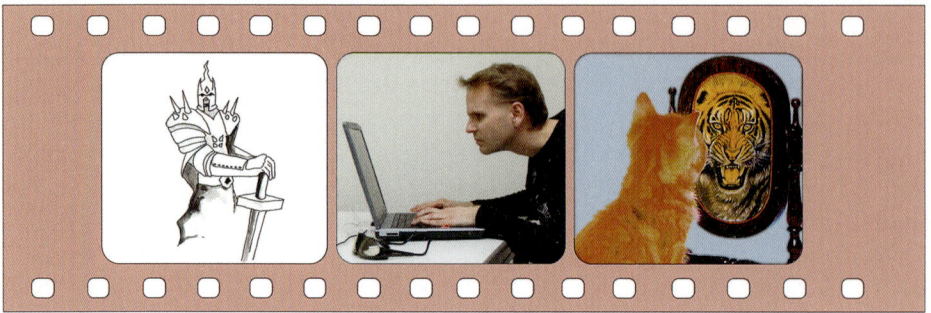

Vademecum — Geh-mit-mir

Heal over time. Ein andauernder Heilzauber. Wer möchte nicht darüber verfügen? Im wirklichen Leben geht es jedoch in die Richtung, die das Dichterwort beschreibt:

> »Nur der verdient sich Freiheit wie das Leben, der täglich sie erobern muss.«
> *Johann Wolfgang von Goethe*

Wenn auch nicht alle Errungenschaften täglich neu erobert werden müssen, so ist doch der lange Atem der Motivation ein Geschenk fürs Leben.

Hitpoints, Fh, full hp — full health, full hitpoints. Volle Gesundheit oder volle Lebenspunke stehen für die Lebenskraft oder Lebensenergie einer Figur. Wird diese verletzt, werden Punkte von ihrer Lebensenergie abgezogen. Sinkt die Lebensenergie auf Null, ist die Figur gestorben (kann jedoch wiederbelebt werden). Das ist für Menschen auch möglich, zumindest was den Antrieb angeht: Wenn Ihre Motivationsvorräte im wirklichen Leben auf Null abgesunken sind, dann können Sie diese wieder auffüllen, wenn Sie die Tipps in diesem Kapitel beherzigen.

Ratio. Anzahl der Tötungen durch die eigene Spielfigur im Verhältnis zu der Gesamttotenzahl. Steigt Ihr Selbstwertgefühl, wenn Ihre Ratio hoch ist? Fühlen Sie sich dadurch motiviert, noch mehr zu töten? Vermutlich wenden Sie ein: »Es ist doch nur ein Spiel.« Das stimmt, aber darf ein Spiel so ernst für Sie werden, dass Ihr Selbstwertgefühl davon abhängt, Sie weiter und weiter spielen wollen und den Antrieb im Leben verlieren? Nein, das darf nicht sein.

Wie Sie den Fragebogen bearbeiten

Nehmen Sie sich Zeit, suchen Sie sich ein ruhiges Plätzchen, sorgen Sie dafür, dass Sie ungestört bleiben, und vor allem schalten Sie den PC aus. Sie brauchen Zeit und Ruhe, um über die Fragen nachzudenken. Geben Sie Ihre Antworten ehrlich, machen Sie sich nichts vor. Arbeiten Sie allein daran, das sind nämlich sehr persönliche Dinge, mit denen Sie sich auseinander setzen. Behalten Sie die Antworten für sich. Teilen Sie sie vor allem niemandem im Netz mit, stellen Sie sie keinesfalls etwa in ein soziales Netzwerk oder einen Chatroom. Reservieren Sie die Ergebnisse exklusiv für das Gespräch mit Ihrer Therapeutin. Alle Materialen können Sie herunterladen und dann bearbeiten. Machen Sie keine Angaben im Buch, schützen Sie sich vor der Verletzung Ihrer Privatsphäre.

Die nachfolgenden Fragen beziehen sich darauf, wie die PC-/Internet-Aktivität empfunden werden kann im Vergleich zum realen Leben. Die Beantwortung kann helfen herauszufinden, in welcher Weise Sie sich selbst unterschiedlich beurteilen, je nachdem ob Sie sich in Ihrer bevorzugten PC-Aktivität beurteilen oder in der Realität.

1-er Fragen. Der jeweilige Sachverhalt in einem Frageblock (überschrieben mit großen Buchstaben) wird als 1-er und 2-er Frage behandelt. Die 1-er Fragen beziehen sich auf die PC-/Internet-Aktivität (in der Vergangenheit formuliert). Sie sollen bei dieser ersten Frage bitte ganz bewusst Ihre Erfahrungen in der Realität ausblenden und sich nur auf Ihr Erleben beim Gamen/Chatten/Surfen konzentrieren.

2-er Fragen. Die 2-er Fragen beziehen sich auf die reale Arbeits- und Alltagswelt. Diese Fragen (ebenfalls in der Vergangenheit formuliert), die sich auf das reale Leben beziehen, beantworten Sie bitte so, wie dies während der intensiven PC-Internet-Aktivitätszeit zutraf. Bitte vergegenwärtigen Sie sich vor dem Ausfüllen der jeweils zweiten Frage in dem Zweierblock der Fragen, wie Sie sich in der Realität – am Arbeitsplatz, in der Familie oder Partnerschaft oder in der Freizeit gefühlt haben – außerhalb Ihrer bevorzugten PC-/Internet-Aktivität. Bitte beziehen Sie die zweite Fragen *nur* auf Ihre Erfahrungen in der Realität. Sie sollen bei dieser zweiten Frage bitte ganz bewusst Ihre Erfahrungen beim Gamen/Chatten/Surfen ausblenden und sich nur auf Ihr Erleben in der Realität konzentrieren.

6

Bitte kreuzen Sie die bei Ihnen zutreffende Antwort an, jeweils für die 1-er Fragen und die 2-er Fragen

			gar nicht	eher nicht	eher	sehr
A	1	Ich hatte beim Gamen/Chatten/Surfen eine Lösung für meine Probleme.				
	2	Ich hatte im realen Leben (auf der Arbeit und in der Freizeit) eine Lösung für meine Probleme.				
B	1	Bei meiner bevorzugten PC-/Internet-Aktivität kamen die richtigen Gedanken und Einfälle wie von selbst.				
	2	Auf der Arbeit und in der Freizeit kamen die richtigen Gedanken und Einfälle wie von selbst.				
C	1	Ich hatte beim Gamen/Chatten/Surfen das Gefühl, die Kontrolle zu haben.				
	2	Im realen Leben hatte ich das Gefühl, die Kontrolle zu haben.				
D	1	Ich hatte bei meiner bevorzugten PC-/Internet-Aktivität keine Mühe, mich zu konzentrieren.				
	2	Ich hatte auf der Arbeit und in der Freizeit keine Mühe, mich zu konzentrieren.				
E	1	Mein Kopf war beim Gamen/Chatten/Surfen völlig klar.				
	2	Mein Kopf war bei der Arbeit und im Alltag in der Freizeit völlig klar.				
F	1	Mir ging das, was ich beim Gamen/Chatten/Surfen tat, glatt von der Hand.				
	2	Was ich im wirklichen Leben tat, ging mir glatt von der Hand.				
G	1	Ich war vertieft in das Gamen/Chatten/Surfen, wenn ich damit beschäftigt war.				
	2	Wenn ich auf der Arbeit oder in meiner Freizeit mit etwas beschäftigt war, war ich darin vertieft.				

Bitte kreuzen Sie die bei Ihnen zutreffende Antwort an, jeweils für die 1-er Fragen und die 2-er Fragen			gar nicht	eher nicht	eher	sehr
H	1	Ich fühlte mich bei meiner bevorzugten PC-/Internet-Aktivität genau richtig beansprucht.				
	2	Auf der Arbeit und in der Freizeit fühlte ich mich genau richtig beansprucht.				
I	1	Ich vergaß bei meiner bevorzugten PC-/Internet-Aktivität die Welt um mich herum.				
	2	Ich vergaß bei der Arbeit oder in der Freizeit bei dem, was ich tat, die Welt um mich herum.				
J	1	Ich merkte beim Gamen/Chatten/Surfen nicht, wie die Zeit verging.				
	2	Im realen Leben, auf der Arbeit und in der Freizeit merkte ich nicht, wie die Zeit verging.				
K	1	Es drängte mich sehr danach, zu gamen/chatten/surfen.				
	2	Es drängte mich sehr bei Aktivitäten im Alltag oder auf der Arbeit, am wirklichen Leben teilzunehmen.				

erstellt in Anlehnung an: Flow-Skala (Rheinberg et al., 2003)

Wie Sie Ihre Ergebnisse nutzen können:

Wenn Sie von den elf Fragepaaren auch nur drei so beantwortet haben, dass Antrieb und Durchhaltevermögen in PC und Internet hoch, im wirklichen Leben aber niedrig ausgeprägt ist, also bei den 1-er Fragen »eher« und/oder »sehr«, bei den 2-er Fragen aber »gar nicht« und/oder »eher nicht« angekreuzt haben, dann sollten Sie dieses Motivationsproblem mit Ihrer Psychotherapeutin/Ihrem Psychotherapeuten erörtern: Nehmen Sie den ausgefüllten Fragebogen bitte für Ihre Therapeutin/Ihren Therapeuten mit in die Therapie.

7 Die Stressformel: bio-psycho-sozial

Wie Stressbelastung und krankhafter Umgang mit PC und Internet zusammenhängen und was gegen zuviel Stress getan werden kann

Stress gibt es erst seit 1936. Damals nannte ein Arzt, Hans Selye, die Belastung, der ein Mensch ausgesetzt ist, zum ersten Mal »Stress«. Das Wort selbst kommt aus der Materialproduktion. Dort wird damit die Kraft des Drucks bezeichnet, die auf einen Stoff oder ein Material, wie z. B. Industrieglas, ausgeübt werden kann, ohne dass es bricht. Damit wird die Festigkeit und Tauglichkeit des Glases gemessen, z. B. für die Bautechnik. Das Wort hat Eingang in nahezu alle gängigen Sprachen genommen: Stress heißt es immer dann, wenn von der Belastung eines Menschen die Rede ist. Und die spielt überall eine Rolle. Ein Leben ohne Stress ist nämlich nicht denkbar, wie es schon in der Bibel drastisch formuliert steht.

> »Unser Leben währt siebzig' Jahr, wenn's hoch kommt, so sind es achtzig Jahre, und wenn es köstlich gewesen ist, so ist es Mühe und Arbeit gewesen.«
> *Die Bibel*

Bereits der Steinzeitmensch, der sich gegen Säbelzahntiger oder feindliche Zeitgenossen zur Wehr setzen musste, war gestresst. Und dies ist so bis heute geblieben. Aber erst 1936 wurde das Wort bekannt, das jetzt in aller Munde ist. Vorher sprach man von Last, Problemen, Kummer oder Schwierigkeiten. Aber wie das Wort nun auch heißt: Last oder Stress gehören unweigerlich zum Leben dazu. Die Last des PC-Spiels, des Chats oder des Surfens allerdings nicht, da hätten wir die Wahl. Zu dem Stress könnten wir Nein sagen.

Ob nun aber Lebensstress oder PC-Stress – der Stressaufbau ist immer der gleiche. Der Stressabbau allerdings, der ist in der PC-/Internet-Aktivität deutlich ungünstiger für uns Menschen. Das liegt in der Natur der PC-/Internet-Sache. Mit der bio-psycho-sozialen Stressformel kann man sich gut vor Augen führen, warum das so ist. Die Zusammenhänge erläutern wir Ihnen in diesem Kapitel.

Was bedeutet bio-psycho-sozial? In folgenden Redewendungen drückt sich der uns eigentlich wohlbekannte Zusammenhang aus zwischen Körper (bio), Seele (psycho) und Kontakt mit anderen (sozial) aus: »Mir ist der Schreck in die Glieder gefahren.«, berichtet der Mensch, der unvermutet einen Anruf von einem Krankenhaus erhält. »Ist meiner Familie etwas passiert?«, schießt einem dann durch den Kopf. Und in Windeseile läuft ein Horrorfilm im Kopfkino ab: Die Gedanken rasen. Ähnlich kann es sein, wenn jemand von Amokläufen in einer Schule hört, die er oder sie kennt: »Da ist mir das Herz ist mir in die Hose gerutscht.«, »Mir haben vor Angst die Zähne geklappert.« Hat jemand Liebeskummer, dann wird dem oder der »das Herz schwer«. Oder wenn jemand voll Wut aus einem Gespräch mit dem Vorgesetzten zurückkommt und erzählt: »Ich habe mich über ihn schwarz geärgert.« Dann greift diese Person im Grunde die alte Vorstellung von der Galle auf, von der angenommen wurde, dass sie »schwarze Körpersäfte« produziere. Nach wie vor richtig ist, dass Ärger auf die inneren Organe so wirken kann, dass die Gallenfunktion angeregt wird. Verwandt ist auch das Bild von der »Galle, die überläuft«.

In all diesen Fällen beschreibt unsere Umgangssprache, dass Lebensstress oder erst recht Angst immer auch körperliches Geschehen sind.

Was passiert im Kopf und im Körper, wenn Stress aufkommt? Energie wird bereitgestellt!

Im Körper passiert folgendes: Das Herz schlägt schneller, die Schweißdrüsen produzieren vermehrt, die Muskeln spannen sich an und verkrampfen. Das ist aber eigentlich kein Anlass zur Sorge. Im Gegenteil: Unser Körper »spürt«, dass sein Mensch in die Enge getrieben wurde und er antwortet mit einer *Energiebereitstellungsreaktion*. Daher kommen die körperlichen Begleiterscheinungen der Lebensstressreaktion. Dabei ist das eigentlich eine geballte Ladung Energie, also etwas Positives. Allerdings wird diese Energie als unangenehme Spannung erlebt, wenn sie nicht abgerufen und verbraucht wird. Wir müssen ein Ventil für diese Energie im Körper aufmachen, sonst verbleibt sie als die unangenehme Spannung im Körper, die uns beunruhigt und ängstigt. Wir können uns dann selbst »verrückt« machen, wenn wir diese körperlichen Reaktionen falsch in unserem inneren stummen Dialog bewerten, wie beispielsweise: »Jeder sieht mir an, wie schlecht es mir geht.«, »Ich falle unangenehm auf.« Oder: »Gleich breche ich zusammen.«

Außerdem kommt es auf unsere Annahme darüber an, was andere über uns denken: Welches Bild haben meiner Meinung nach die anderen von mir? Die Betonung liegt auf »meiner Meinung«, denn das, was ich glaube, was die andern von mir halten, und das, was diese wirklich über mich denken, können zwei sehr verschiedene Dinge sein. Menschen, die leicht unter Stress geraten, geben sich oft nicht genügend Aufschluss darüber, ob sie recht haben mit ihren Vermutungen über das Urteil anderer. Je nachdem, wie ich glaube, dass ich im Urteil der anderen wegkomme, kann ich in helle Empörung gera-

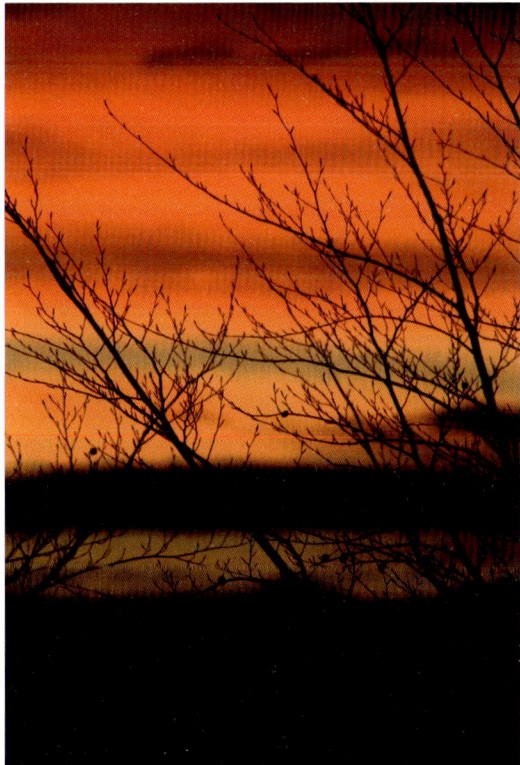

Energie fürs Leben

ten: »Das muss ich mir von dem nicht gefallen lassen.« Oder in müde Resignation: »Natürlich, ich bin ja hier nur ein Gebrauchsgegenstand.«, oder bitter bestätigt sehen: »Keiner mag mich.« Alle drei Faktoren beeinflussen sich gegenseitig. Was der Mensch aber oft nur wahrnimmt, ist die körperliche Belastung. Der dadurch aufgebauten Spannung sollte in körperlicher Bewegung ein Ventil gegeben werden, damit sie sich lösen kann.

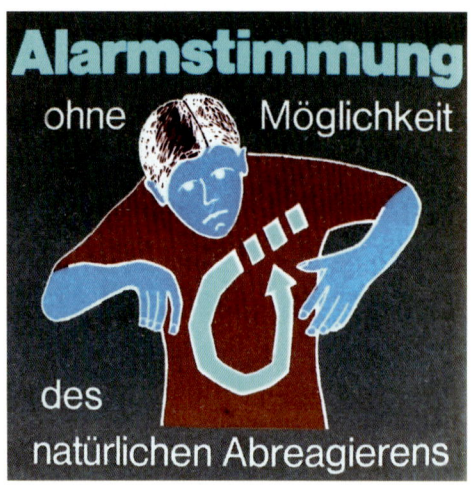

Genau diese wichtige Antwort auf Stress gelingt aber mit PC und Internet nicht. Stellen Sie sich das folgendermaßen vor: Im Körper schrillen alle Alarmglocken, weil es brennt, aber niemand holt die Feuerwehr.

Es herrscht Aufruhr im Organismus, aber es erfolgt keine Aktion. Nach wie vor klemmt der Mensch vor dem Monitor und bewegt zum Runterkommen höchstens Handgelenk und Fingerspitzen. Das ist höchst unnatürlich für uns. Die Spannung bleibt nämlich im Körper, dockt sich an ein Organ an, z. B. an das Herz-Kreislauf-System, und verursacht Herzklopfen, Schweißausbrüche, Muskelverkrampfungen. Das kann zu psychosomatischen Erkrankungen führen, aber auch Depressionen auslösen, die häufig eine Begleiterkrankung des krankhaften Umgangs mit PC und Internet sind.

Unser »Nervenkostüm«: Das autonome Nervensystem als Schaltzentrale

Dieses Nervensystem steuert unsere inneren Organe wie Herz, Kreislauf, Lunge, Magen, Darm, Geschlechtsorgane oder Harnblase. Ohne unser willentliches Zutun sorgt das autonome Nervensystem für das sehr komplexe Zusammenspiel zwischen inneren und äußeren Einflüssen und lebensnotwendigen Körperfunktionen. Im Prinzip stehen dabei zwei »Betriebssysteme« zur Verfügung: Beide entspringen dem Rückenmark und verbinden das Gehirn mit allen inneren Organen, den Muskeln, dem Gefäßsystem und der Haut. Die beiden Teile des Nervensystems arbeiten als Antagonisten, d. h. sie sind in ihrer Wirkungsweise gegenläufig. Ist der eine aktiv, verharrt der andere in Ruhe. Das eine Betriebssystem sorgt für Ruhe und Entspannung. Das andere aktiviert uns, sorgt für Alarmstimmung und bereitet den Körper auf Flucht oder Angriff vor. Die gemeinsame Aufgabe beider Betriebssysteme ist, für Ausgewogenheit zwischen Anspannung und Entspannung, Belastung und Erholung zu sorgen. Besonders wichtig ist dabei festzuhalten, dass nicht nur reale Ereignisse, wie zum Beispiel eine Kündigung, unsere inneren Betriebssysteme zum Laufen bringen, sondern auch Gedanken, Erinnerungen oder Fantasien. Der Körper kann in gewisser Weise nicht zwischen äußerer Realität und inneren Prozessen wie Gefühlen, Träumen oder Gedanken unterscheiden.

Unser Nervensystem bei der Arbeit

Wir können unser autonomes Nervensystem zum Anspringen bringen und bei der Arbeit beobachten: Das geht einfach dann, wenn wir an eine Zitrone denken, gelb, großporig. Sie legen in Ihrer Vorstellung die Zitrone auf ein Holzbrett, nehmen ein Küchenmesser, schneiden die Zitrone durch, nehmen eine Hälfte und beißen herzhaft hinein. Bitte registrieren Sie einmal, was jetzt in Ihrem Mund passiert. Richtig, Speichelfluss! Und wenn wir Ihren Magen untersuchen würden, könnten wir feststellen, dass auch die Magensäfte vermehrt produziert werden. Und dabei war doch gar keine Zitrone im Raum, »nur« in Ihrem Kopf. Das kleine Beispiel zeigt uns, wie sehr unsere Gedanken unseren Körper steuern. Und das gilt nicht nur für Zitronen, auch wenn wir uns morgens schon auf dem Weg zur Arbeit oder zur Schule Sorgen machen oder uns klar machen, was heute wieder Schweres ansteht, reagiert unser Körper immer mit. Ohne unser Zutun – durch das autonome Nervensystem.

> »Allzu straff gespannt, zerspringt der Bogen.«
> *Wilhelm Tell*

Eine besonders kostbare Körperregion: Unser Gehirn

Die Hirnforschung hat uns zwei für unser Thema wesentliche Erkenntnisse bereitgestellt: Einmal ist die Entwicklung des Gehirns auf das lebendige Zusammenspiel mit anderen Menschen angewiesen. Diese kann nicht durch soziale Kontakte im Spiele, Chat oder beim Surfen ersetzt werden. Im Gegenteil: Pflegen Sie diese Computer-Kontakte im Übermaß, dann schwächen Sie Ihre Fähigkeit, mit Menschen in der Realität umzugehen. Zum andern wird Ihr Gehirn zu dem, wofür Sie es benutzen, d. h., wenn Sie es lange den schnell wechselnden Computerreizen aussetzen, wird es dem allmählichen Verfertigen von Gedanken entwöhnt. Das Gehirn kann dann nicht mehr gut behalten, es ist komplexen Zusammenhängen nicht mehr spielend gewachsen.

Wenn ein Mensch den größten Teil seiner aktiven Zeit mit Computerspielen und Internetaktivitäten verbringt, dann muss er oder sie damit rechnen, dass das Gehirn dadurch geschädigt wird. Denn dafür ist es nicht gemacht. Nutzungsbedingt wird das Gehirn durch zu viel Zeit vor dem Computer immer weniger leistungsfähig, wenn es um lachen, reden, arbeiten, lieben oder streiten mit echten Menschen geht.

Zur faktischen Bewegungslosigkeit vor dem Monitor verurteilt – Bewegungsfreiheit haben nur das Handgelenk und bestenfalls die Finger beim Clicken oder Tippen auf der Tastatur – muss der menschliche Organismus mit sehr viel emotionaler Erregung zu recht kommen. Das Gehirn würde am liebsten das Signal geben, die Spannung in körperlicher Bewegung und im Handeln abzubauen. Das kann es aber nicht mehr, weil es durch ausufernde Computeraktivität davon entwöhnt worden ist. Was soll es tun? Es ist auf Ihre Fürsorge angewiesen. Gebrauchen Sie es in einer artgerechten Weise.

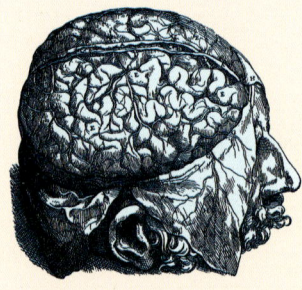

Lieber PC-User,
gestattest du mir, dass ich mich vorstelle: Ich bin dein Gehirn. Ich möchte mich heute auf diesem Weg mit Dir in Verbindung setzen, weil ich es auf dem herkömmlichen nicht mehr kann. Zumindest nicht für die Dinge, die ich Dir sagen möchte und muss, wenn wir noch eine lange, gute gemeinsame Zeit zusammen haben wollen – was ich sehr gerne möchte. Schließlich geht es um meine Existenz!

Um es kurz zu machen: Ich bin gegen die PC-Spiele. Sie liegen mir nicht und sind gegen meine Natur. Das ist für mich – wie soll ich es dir erklären? Stell dir vor, du hast Hunger und gehst in ein Restaurant, in dem es wunderbar nach Essen duftet. Zarte Bratengerüche, Kräuter, ein leiser Hauch von Basilikum. dir läuft das Wasser im Mund zusammen. Freundliche Kellner segeln vorbei, tragen Tabletts mit verführerisch angerichteten Tellern. Knackige Salate, knusprig braune Rösti und Rinderfilet, dem man schon von weitem die marzipanartige Konsistenz und den rosa Kern ansieht. Du bestellst und wartest voller Ungeduld auf dein Essen. Der Kellner kommt auch, lächelt beflissen, stellt den Teller mit einer silbrig schimmernden Haube vor dich hin, lüftet den Deckel und darunter: ist nichts. Der Teller ist leer! »Guten Appetit«, flötet der Kellner, geradeso als könntest du von Luft leben. – Siehst du, so geht es mir mit den PC-Spielen. Es sieht nach Abenteuer und Herausforderung aus, aber ich werde nicht satt davon. Ich schmachte nach Nahrung und bekomme nichts als heiße Luft, sozusagen.

Du glaubst, in den Ego-Shooter-Spielen könntest du kämpfen, Strategien entwerfen, ein Held werden. Ich kenne natürlich das Motiv, schließlich hat es sich in meinen Nervenbahnen gebildet, aber es wird nicht befriedigt, oder nur für sehr kurze Zeit und dann hat es wieder Hunger und bekommt nichts, wie in dem Restaurant *Zum leeren Teller*. Außerdem: Es ist eine sehr andere Sache, wirklich dabei gewesen zu sein, sagen wir mal, bei der Landung in der Normandie 1944. Ich weiß das von einem Roman von Charles Todd. Er erzählt die Geschichte von einem englischen Offizier, der einen Trupp Soldaten, für den er verantwortlich war, in den Tod geschickt hat. Einer davon, ein Schotte, Hamish mit Namen, geht ihm buchstäblich nicht mehr aus dem Kopf. Hamish hat sich eingenistet in seinem Gehirn und schaltet sich von dort in das Leben des Offiziers ein. Die Geschichte hat mir besonders gut gefallen, wahrscheinlich weil ein Gehirn die tragende Rolle spielt. Auf jeden Fall wird in dem Buch sehr deutlich, was da alles noch dazugehört hat, bei diesem Krieg. Glaub mir, es geht um sehr viel mehr, als in diesen Spielen unterzubringen ist. Dort kannst du keinesfalls lernen ein großer Stratege zu werden. Aber es bringt mich zu meiner Frage: Warum liest du nicht mehr? Das würde mir gefallen. Da könnte ich mich entfalten, in den Zaubergärten der Fantasie, um es mal poetisch auszudrücken.

Ich möchte noch etwas ansprechen, was mir sehr wichtig ist: Es geht um meine engen Beziehungen zu deinem Körper. Er und ich, wir sind aufeinander angewiesen. Der eine kann nicht ohne den andern. Diese PC-Spiele sind aber körperlos, d. h. sie ignorieren dieses wichtige Anhängsel von mir, meinen besten Freund. Der spielt keine Rolle, wird nicht einbezogen. Schlecht, ganz schlecht für mich: Jede Menge heftiger Gefühle und der Körper darf nichts anderes tun als im Stuhl oder Sessel zu klemmen.

Und noch was: Die PC-Spiele lassen keinen wirklichen Kontakt zu anderen Menschen zu! Das ist mit das Blödeste an der Spielerei. Weißt du auch, warum? Ich sag's mit einem Beispiel, die kann ich mir immer am besten merken: Da haben Hirnforscher ein Experiment mit Affen gemacht, nicht sehr nett von den Wissenschaftlern, aber Affenhirne sind fast identisch mit unseren. Man sagt, ein Schimpanse kann – außer der Sprache – die gleiche Intelligenzleistung bringen wie ein vierjähriges Kind! Sagenhaft, nicht wahr? Auf jeden Fall sind deshalb Rückschlüsse auf das Menschenhirn möglich. Also, sie haben den Affen in einen Käfig gesteckt und einen großen, bösen Hund in das Zimmer gelassen, in dem der Käfig stand. Gemessen wurde die Lebensstressreaktion des Affen als der Hund mordlüstern um den Käfig sprang. Wen wundert's: Die Lebensstressreaktionen waren riesig. Würde jedem so gehen. Aber jetzt kommt's: Dann wurde ein zweiter Affe zu dem einen Affen in den Käfig gesteckt und wieder wurde der große, böse Hund in das Zimmer gelassen. Und – was geschah? Gar nichts, kaum Lebensstressreaktion bei beiden Affen. Die haben sich gegenseitig Mut gemacht und sich getröstet. Unglaublich, aber wahr. – Denkst du, das wäre mit einem PC-Chat statt zweitem Affen zu erreichen gewesen? Eben!

Das war's, was ich dir gerne sagen wollte. Ich würde mich freuen, wenn du mir auch mal schreibst und mir sagst, wie das alles bei dir angekommen ist.

Auf eine gute gemeinsame Zeit
dein Gehirn

Lebensstress macht Sinn – PC-Stress nicht

Lebensstressreaktionen können als sinnvolle Antwort des Körpers auf außergewöhnliche Belastungen verstanden werden. Man kann sich das folgendermaßen vorstellen:

Die Steuerung unseres autonomen Nervensystems pendelt sich, wenn keine besonderen Aufregungen passieren, auf ein Normalmaß ein. Tritt etwas Außergewöhnliches ein – ein Autofahrer bremst plötzlich auf der Autobahn vor Ihnen –, dann schnellt der Adrenalinspiegel hoch, das Nervensystem meldet Alarm und schlägt über die normale Schwankungsbreite hinaus aus. Ist die Gefahr vorüber, weil Sie das bremsende Auto überholt haben, dann wird im Körper Entwarnung gegeben: Die Nervenfunktionen pendeln sich wieder auf das normale Maß ein. Daran waren allerhand Aktionen beteiligt: beobachten, vergleichen, Abstand einschätzen, Armbewegung, Bein- und Fußmuskulatur in Gang setzen, mit der Hand schalten, Fuß lockern, zurücksetzen, Lenkrad präzise bewegen, zurücklehnen, aufatmen, entspannt den grünen Wald am Autobahnrand wahrnehmen, das Radio einschalten, ein Lied mitpfeifen. Die Antwort auf Stress in PC und Internet kann sich aber nur in einem ganz kleinen Ausschnitt unserer Reaktionsmöglichkeiten bewegen. Nehmen wir einmal an, Sie sind als Heiler in einem PC-Spiel unterwegs. Ein Verbündeter gerät in Gefahr. Sie aktivieren Ihre Figur, die die typische schwingende Armbewegung zum Zuwerfen der Zauberkugel ausführt, mit der ein Heilzauber gestartet wird. Der Verbündete ist gerettet. Sie atmen auf. Aber zuvor haben Sie nichts weiter getan, als auf die Maus oder die Tastatur geklickt. Ihr Körper kommt da nicht mit. Das ist ihm viel zu wenig an Spannungsabfuhr, das Ventil dafür ist viel zu klein.

Lebensstressreaktionen sind beherrschbar

Wir sollen unsere gedankliche Verarbeitung überprüfen. Hier spielen in unserer Selbststeuerung gut abgespeicherte innere Überzeugungen eine entscheidende Rolle: Wer sich als Spielball der Ereignisse sieht, wird leicht unter Druck geraten: »Ich habe aber auch immer Pech.« Wer sich dagegen einiges zutraut nach dem Motto »Ich schaffe das schon«, schaut auch schwierigen Situationen gefasster entgegen, weil er sich und seiner Kraft vertraut. Die Art und Weise, wie wir mit uns selbst im »inneren stummen Dialog« sprechen, ist ein wesentlicher Angstmotor oder Mutproduzent, je nachdem, was wir zu uns selbst sagen. Wer sich selbst unter die Knute zwingt und antreibt mit »Los, schnell, ich darf mir keinen Fehler erlauben.« oder ähnlichen unerfüllbaren Anforderungen, reagiert auch logischerweise mit Lebensstress und Druck, überlastet sein autonomes Nervensystem und kann sich ausgebrannt fühlen, sogar Ängste und Depressionen entwickeln. Ganz anders kann ein Mensch auch wie sein eigener Freund mit sich umgehen und zu sich selbst sagen: »Ich mache es eben so gut wie ich kann und jetzt erst mal mit der Ruhe.«

Gute Freunde, jemand, der ein offenes Ohr für uns hat und an den wir uns wenden können, wenn Not am Mann oder der Frau ist – dieser Rückhalt ist einer der besten Anti-Lebensstress-Posten. Menschen, die unter Lebensstress leiden, müssen diese »menschlichen Sprungtücher« oft erst wieder entdecken. Dies gilt vor allem für diejenigen, die sich durch zu lange PC-/Internet-Aktivitäten von der gesunden Stressbewältigung entwöhnt haben.

Stellen Sie sich ein positives Bild vor

Nutzen Sie die Kraft der inneren Bilder. Stellen Sie sich plastisch in Ihrem Kopfkino vor, wie Sie dem Lebensstress Paroli bieten. Sie dürfen dabei ruhig träumen und sich in Ihrer Fantasie zunächst sehr erfolgreich handeln lassen – auch, wenn Ihnen das unrealistisch vorkommen sollte. Hier geht es um die optimale Ausweitung Ihrer Erlebens- und Handlungsräume. Wichtiges Ziel bei der inneren Vorstellung ist es, die bislang Lebensstress auslösende Situation mit ruhigen, entspannten Gedanken, Gefühlen und entsprechenden wünschenswerten Körperreaktionen zu verknüpfen. Das hilft Ihnen dann in der Realität. Fädeln Sie ein angenehmes inneres Bild ein, d. h., stellen Sie sich etwas vor, was Sie erfreut, eine Erinnerung, die Sie gern herbeiholen, eine Szene aus dem Urlaub, eine Wiese im Frühling, das Rauschen des Meeres … Die Möglichkeiten sind unendlich. Nur Sie können wissen, welches innere Bild Ihr Ruhegeber sein soll.

Lebensstress ist eine Kopfgeburt – Lebensstress in den Griff zu kriegen aber auch

Überprüfen Sie stets vor wichtigen Situationen: Was geht Ihnen durch den Kopf? Im übertragenen Sinn kann man sich fragen, welcher Film läuft im Kopfkino – Katastrophenfilm, Horrorstreifen, Schocker oder ein entspannender »Film«, der Sie aufbaut? Legen Sie, wenn nötig, eine andere DVD ein. Erlernen Sie die Technik des Gedankenstopps. Malen Sie sich aus, wie Sie die Lebensstresssituation heute schon bewältigen. Loben Sie sich – auch für kleine Fortschritte.

Das Nachdenken ist aber wichtig, sonst fallen uns keine Lösungen für den Lebensstress ein.

Für Rückhalt sorgen

Der Vergleich mit andern hilft: Was können Sie von anderen lernen, die in einer ähnlichen Situation waren? Setzen Sie auf Ihre Freunde und Freundinnen, auf Ihre Familie, Ihre Kollegen und Kolleginnen: Haben alle in der Situation, vor der Sie sich fürchten, Angst? Wie machen das diejenigen, die keine haben? Wie gehen die damit um? Suchen Sie sich einen Helfer/eine Helferin, der oder die Sie am Anfang in der schwierigen Situation begleitet.

> »Jeder Mensch suche sich Vorbilder … Und es ist unwichtig, ob es sich dabei um Mahatma Gandhi oder um Onkel Fritz aus Braunschweig handelt, wenn es nur ein Mensch ist, der im gegebenen Augenblick ohne Wimpernzucken gesagt oder getan hat, wovor wir zögern. «
> *Erich Kästner*

Aber auch Vergleiche mit anderem Stress (nicht nur mit menschlichen Vorbildern) können helfen, die aktuelle Belastung richtig einzuschätzen. Stress und Druck sind immer relativ. Und wenn wir uns vorstellen, was uns – trotz der Probleme, die wir haben – erspart geblieben ist, hilft das, um Luft zu holen und uns mehr Handlungsspielraum zu verschaffen. Eine Stressbewältigung, die der Sohn seinen Eltern in dem folgenden Brief bereitstellt.

Brief an die Eltern

Liebe Eltern,

seit ich von zu Hause weg bin und studiere, habe ich noch viel zu wenig an euch geschrieben. Das tut mir leid und ich möchte es nun nachholen. Ich will euch nun auf den neusten Stand bringen, aber bevor ihr anfangt zu lesen, nehmt euch bitte einen Stuhl und setzt euch. Okay?

Also, es geht mir inzwischen wieder einigermaßen gut. Der Schädelbruch und die Gehirnerschütterung, die ich mir zugezogen habe, als ich aus dem Fenster des Unigebäudes gesprungen bin, nachdem dort ein Feuer ausbrach, sind ziemlich ausgeheilt. Ich war nur zwei Wochen im Krankenhaus und kann fast schon wieder normal sehen und habe nur noch einmal am Tag diese wahnsinnigen Kopfschmerzen.

Glücklicherweise hat ein Hausmeister das Feuer in dem Gebäude und meinen Sprung aus dem Fenster gesehen. Er hat mich auch im Krankenhaus besucht und weil ich mir die erste Zeit nicht richtig helfen konnte, hat er mir netterweise angeboten, bei sich zu wohnen. Ich muss dafür nichts Besonderes machen: Nur Päckchen entgegennehmen, die Leute bringen, und die Päckchen an andere Leute weitergeben, die rasch vorbeikommen. Einmal war sogar die Polizei deswegen da, aber mehr konnte ich denen auch nicht sagen. Die wollen aber wiederkommen.

Einmal wurde ein Päckchen von einem sehr netten Mädchen abgeholt. Wir haben uns verliebt und wollen heiraten. Es wird auch Zeit, denn sie ist schwanger, ich werde also Papa und ich bin sicher, ihr freut euch auch, Großeltern zu werden. Ihr seid ja aufgeschlossene Leute und es macht euch sicher nichts aus, dass das Mädchen, also eigentlich die junge Frau, 15 Jahre älter ist als ich. Sie hat nicht unsere Hautfarbe und gehört auch nicht unserer Religion an, also eigentlich kommt sie von recht weit her, aber ihr habt ja immer für Toleranz plädiert und das ist ja auch richtig so. Leider hat sie auch keinen Beruf, sodass ich euch bitten möchte, ab sofort die monatliche Zahlung an mich – an uns muss ich ja jetzt sagen – zu verdoppeln. Wir versuchen, damit auszukommen, aber bald sind wir ja zu dritt …

Jetzt da ich euch alles mitgeteilt habe, möchte ich euch sagen, dass es nicht gebrannt hat, ich bin nicht aus dem Fenster gesprungen, ich war nicht im Krankenhaus, werde nicht Vater, verteile keine Drogenpäckchen und bin auch in keine 15 Jahre ältere Frau verliebt.

▶

Allerdings bin ich durch die Zwischenprüfung gefallen und möchte, dass ihr das richtig einordnet und nicht überbewertet.

Euer euch liebender Sohn

Wege aus dem Stress des echten Lebens

> »Es muss doch irgendwie 'ne Gegend geben für das verschärfte Leben …«
> *Udo Lindenberg*

Die Stationen auf den Wegen, die zu einem zufriedenen Leben in der Realität führen, sind bekannt und können beschrieben werden. Wir geben Ihnen in den folgenden Abschnitten einen Überblick. Wenn Sie sich diese Wege erschließen wollen, hilft Ihnen dabei Ihre Psychotherapie. Die »Gegend des verschärften Lebens« ist nämlich nicht auf einer Landkarte oder in einem Stadtteil zu suchen, sondern der Schlüssel dahin liegt in Ihnen.

> »Die Tür zum Glück geht von innen auf, nicht von außen.«
> *Lebensweisheit*

Ein Hemmschuh dabei ist oft unsere übertriebene Suche nach Sicherheit. Die PC-/Internet-Aktivitäten üben oft deshalb einen großen Reiz auf uns aus, weil sie sicherer beherrschbar scheinen als die Realität.

> »Nichts ist schwerer vorauszusagen als die Zukunft.«

Was wir brauchen, ist mehr Mut zu relativ mehr Ungewissheit in der Zukunft. Lassen Sie ruhig eine Nuance im Unbestimmten. Seien Sie zuversichtlich. Nutzen Sie die Chancen des Tages. Lassen Sie diese nicht vorüberziehen, ohne aktiv zu werden.

> »Erwarte nichts! Heute: Das ist dein Leben.«
> *Kurt Tucholsky*

> »Wenn die Musik spielt, musst du aufstehen und tanzen – solange sie es tut.«
> *Bankerweisheit*

Schwierigkeiten im Leben als Chance sehen

Stress muss sein, kann allerdings zum Sargnagel werden, wenn wir falsch damit umgehen. Oder zum Lebenselixier, zum Salz in der Suppe, wenn wir richtig damit umgehen. »Sargnagel« oder »Lebenselixier«? – Schwierigkeiten können uns anstacheln, können zum Motor werden, die richtigen Schritte zu gehen. Entscheidend dafür ist unsere innere Einstellung: Schrecken wir zurück vor einer Anforderung, einem Risiko, einer Aufgabe – und verharren wir in dieser Haltung? Versagen wir es uns, etwas Neues auszuprobieren, weil wir fürchten, zu scheitern und dumm dazustehen – und belassen es lieber bei den alten Zuständen? Dieser Hang zum negativen Denken und zu überstrapazierten Selbstzweifeln steht der Chance entgegen, Schwierigkeiten als Wachstumsimpulse zu sehen.

Sich in andere hineinversetzen können

Die Basis der Fähigkeit, Verständnis für andere aufzubringen, ist die Wahrnehmung des eigenen Selbst: Je offener wir unseren eigenen Gefühlen gegenüber sind, desto besser können wir die Gefühle anderer erschließen. Dies ist ein Vermögen, das uns entscheidend beim Leben hilft, in der Partnerschaft und in der Erziehung, auf der Arbeit und in der Freizeit. Wir haben es mit einer Grundfähigkeit zu tun, die wir entwickeln sollten. Sie gibt uns Freiräume, v. a. wenn wir unter Druck geraten. Einen Widersacher zu verstehen, die Welt mit seinen Augen zu sehen – deshalb muss man nicht seinen Standpunkt teilen – öffnet den eigenen Horizont und lässt uns gelassener reagieren. Wir nehmen die Dinge nicht mehr so »persönlich«, werden nicht zum »wütenden Stier« oder »Häufchen Elend«.

Eigene Anteile sehen

Gefühle sind nur scheinbar elementar und urwüchsig – und wir sind ihnen nur scheinbar machtlos ausgeliefert. In Wirklichkeit können wir unsere Gefühlsreaktion beeinflussen. Voraussetzung dafür ist, dass der Mensch sich selbst mit seinen inneren Augen in den Blick nehmen kann. Verstehen Sie sich in bedeutsamen Situationen? Wissen Sie, warum Sie so und nicht anders gehandelt, gedacht, gefühlt haben? Das »sich beobachtende Ich« ist der Idealzustand, mit dem Sie schwierigen Situationen begegnen sollten und das Ihnen erlaubt, eigene Anteile an dem zu erkennen, was Ihnen widerfährt.

Fremdschuldzuweisungen vermeiden

Oft reagieren wir auf Ärger, Druck und Stress, indem wir einen Schuldigen suchen – und meistens auch finden. Wenn niemand mehr da ist, der beschuldigt werden kann, dann werden die Umstände herangezogen und zum schlechten Schluss beschuldigt sich der Betroffene selbst. Zu unserem großen Nachteil verfahren viele Menschen so, nachteilig weil: Wir geben damit Einfluss und Handlungsspielraum ab – die besten Aktivposten gegen die Angst. Es ist besser, die Lösung zu suchen statt die Schuldigen.

Inneren Dialog günstig gestalten

Erfolg beginnt im Kopf – auch der Erfolg im Kampf gegen die Angst in der Realität. Wir müssen unsere inneren Dialoge (die Art und Weise, wie wir mit uns selbst innerlich umgehen, uns anfeuern, Mut machen oder den Mut nehmen) dringend in den Blick nehmen, wenn wir über wirksame Mittel gegen die Angst nachdenken. Sagen wir uns, wenn wir ein neues Vorhaben angehen: »Du kannst das nicht? Du darfst das nicht? Du setzt es in den Sand?« Dann ist es sehr wahrscheinlich, gewissermaßen vorprogrammiert, dass wir zögern, uns von unseren Plänen abbringen lassen, mutlos und handlungsunfähig werden. Zum Glück können wir aber unsere inneren Dialoge beeinflussen. Das lässt sich lernen. Damit unser Kopf unser Verbündeter wird, für Kraft, Mut und Ausdauer.

Probleme aktiv lösen

Am Ball bleiben – gleich was passiert? Verlockend und häufiger möglich, als wir manchmal glauben. Auf die eigenen Kräfte vertrauen und dem andern auch etwas zutrauen, ihm oder ihr nicht alles abnehmen zu wollen, scheinen die richtigen Wege dorthin zu sein.

Perfektionismus reduzieren

Perfektionsstreben – was soll daran falsch sein? Solange dieses Streben keine extremen Züge annimmt, können hohe Ansprüche an die eigene – und andere – Person wichtige Leistungsmotoren sein. Übertriebener Perfektionismus kann jedoch dann zur Falle werden, wenn auch Unwichtiges oder Kleinigkeiten »150 Prozent!« korrekt erledigt werden müssen und die mitmenschliche Freundlichkeit, auch die gegenüber der eigenen Person, dabei auf der Strecke bleibt.

Weltanschauliche Einbindung

Sinnhaftigkeit im Leben entdecken zu können, gehört zu den großen Aktivposten, die uns gesund erhalten. Engagieren sie sich. Machen Sie mit bei einer Bürgerinitiative, bei einer Bewegung, deren Ziele Sie teilen.

Für soziale Unterstützung sorgen

Gemeinschaft und soziale Bindungen sollten ganz oben auf die Liste der Schutzfaktoren gegen Ängste im Leben gesetzt werden. Gemeinschaft erleben und Bindungen eingehen zu können hängt in erster Linie von unserem Vermögen ab, lieben zu können. In unseren nahen Beziehungen in Familie, Freundeskreis und am Arbeitsplatz liegt unser Reservoir an sozialer Unterstützung.

Das Gefühl, dass niemand da ist, der mit einem fühlt und handelt, macht nachweislich krank. Sein Leben selbst in der Hand zu haben, im Bewusstsein nicht allein zu sein – aus dieser Gewissheit können große Kräfte zuwachsen. Kaum etwas kann sich verheerender auswirken als das Eingeständnis, sich fügen zu müssen und allein dazustehen.

Selbstachtung und Selbstfürsorglichkeit

Sich selbst ein Freund sein und sich selbst Mut machen können – und sich nicht selbst verachten, das sind weitere mächtige Aktivposten gegen Angst in der Realität. Wahrscheinlich kann man nur dann gut leben, wenn man liebevoll für sich selbst sorgen kann.

Optimismus

Der Optimist erlebt ebenso viele Niederlagen und Tragödien wie der Pessimist, aber er bewältigt sie besser. Meistens ist es nützlicher, die Dinge optimistisch zu sehen: Sich für das halbvolle statt für das halbleere Glas zu entscheiden, ist eins der besten Mittel gegen Angst und Mutlosigkeit.

Humor

Humor trainiert unsere natürliche Anlage für die guten Gefühle, die – wie alle Gefühle – direkt mit unserem Körper verknüpft sind: Wenn wir lächeln, kräftigen wir unser vegetatives Nervensystem und sind besser gerüstet gegen Stressreize.

Das Vermeiden vermeiden

Mitgestalten zu können, wenn ich betroffen bin und die Gewissheit zu haben, nicht nur Spielball fremder Ideen und Pläne zu sein – das ist wesentlich für mein Wohlbefinden und meine Gesundheit.

Zeit und Raum für die Erholung haben – Entspannungsverfahren lernen

Oasen der Ruhe und Erholung sollte es in jedem Alltag in der Wirklichkeit geben, also jeden Tag und nicht nur im Jahresurlaub. Zeiten am PC und im Internet gehören ausdrücklich nicht dazu.

>»Der Mensch strebt zum Leben wie die Ente zum Wasser«
>*Lebensweisheit*

Gesunde Ernährung

Ein wichtiges Thema bei Menschen, die sich zu viel an PC und im Internet aufhalten. Sehen Sie sich bitte einmal die Abbildungen der Lebensmittel mit den Kalorienzahlen an. Was essen Sie davon am meisten? Die leicht zu verzehrenden, hochkalorischen Dinge: Chips, Gummibärchen, Schokoriegel? Nichts als Salz, Fett und Zucker – davon können wir nicht leben. Essen Sie bewusst, suchen Sie sich aus dem anderen Angebot etwas aus, das mit den Vitaminen, Ballaststoffen und anderen guten Elementen, für die Ihr Körper und Kopf Ihnen dankbar sein werden.

Ausreichende Bewegung statt PC und Suchtmittel

Das ist leichter gesagt als getan, aber dennoch ist es richtig. Wer lange am PC und Internet klemmt, sich dabei in große Aufregung versetzt, aber sich kaum bewegt, der wird leicht krank oder greift zu kurzfristig spannungslösenden Suchtmitteln wie Alkohol oder Cannabis. Deshalb fahren Sie den Computer runter, schalten Sie ihn aus. Gehen Sie aus dem Haus, spazieren, walken, wandern, joggen. Es spielt keine große Rolle, für welche Bewegungsart Sie sich entscheiden – die Bewegung als neues, besseres Programm – die ist wichtig.

>»Feed your body
>Booster your brain
>Nourish your soul«

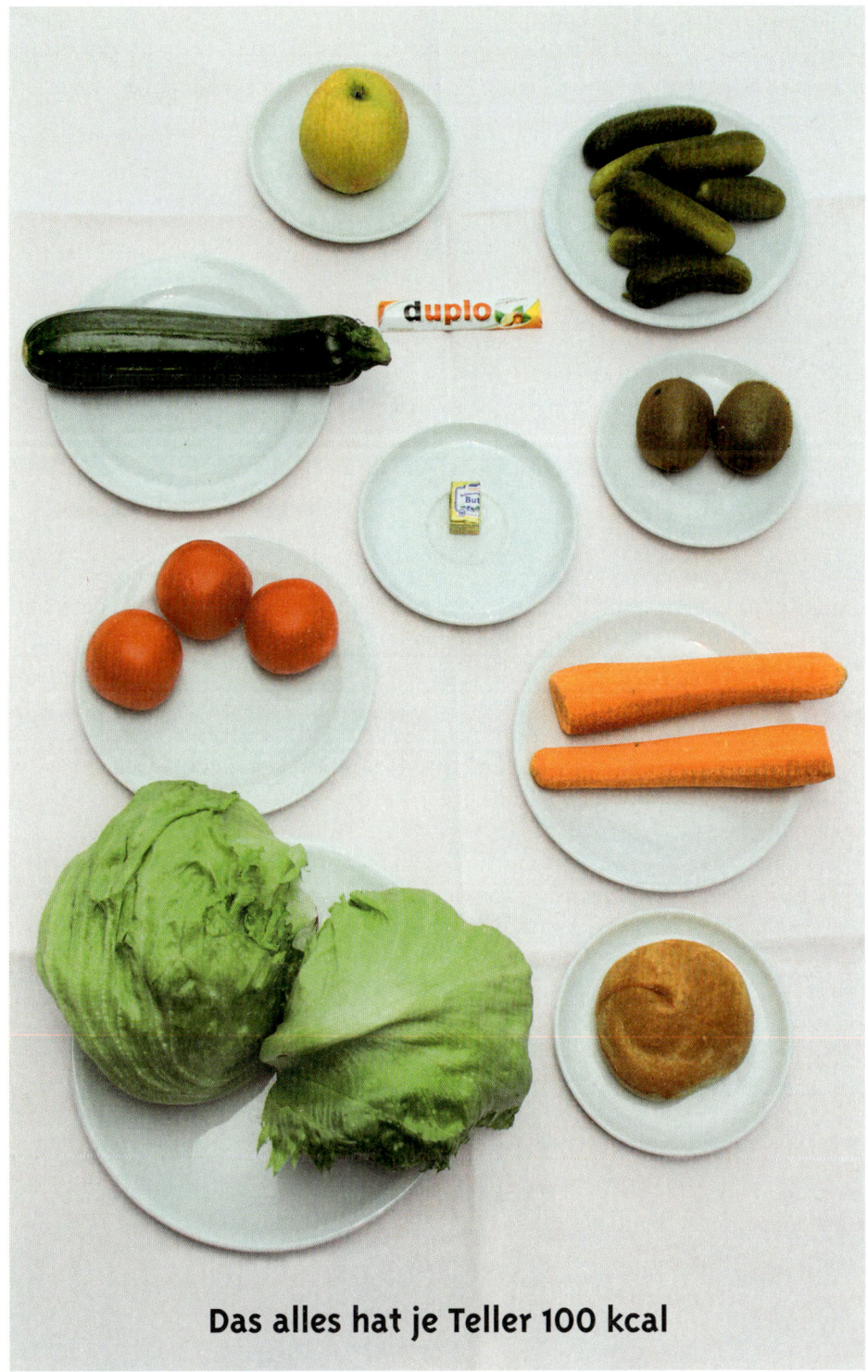

Das alles hat je Teller 100 kcal

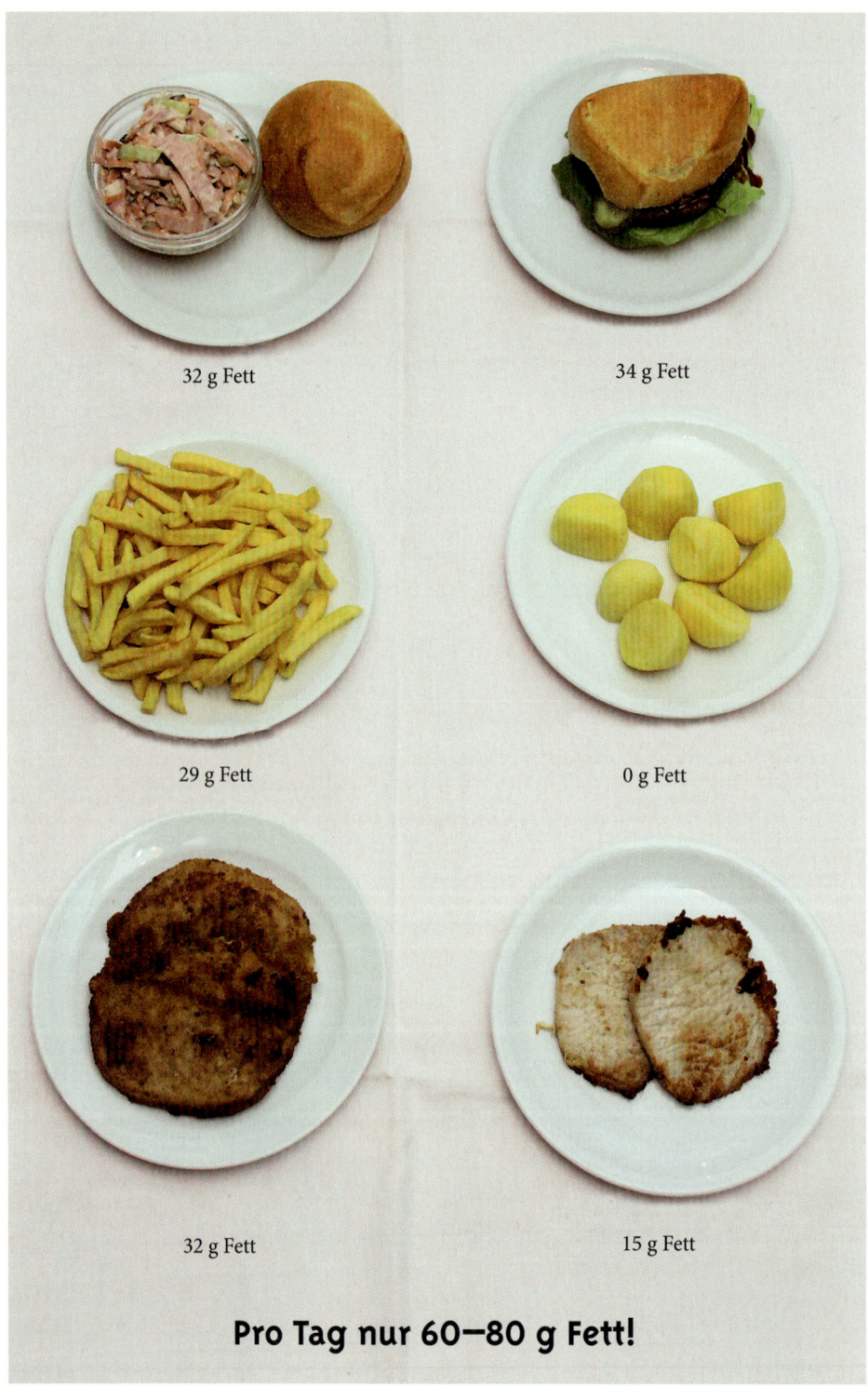

32 g Fett

34 g Fett

29 g Fett

0 g Fett

32 g Fett

15 g Fett

Pro Tag nur 60–80 g Fett!

13

18

27

13

24

78

Soviel Stück Zucker sind jeweils enthalten

Machen Sie das Beste aus dem Lebensstress der Wirklichkeit

Wir kennen drei typische Reaktionen auf Druck, Belastung oder Gefahr: Kampf, Flucht oder Schreckstarre. Fragen Sie sich: Welche Reaktion auf Lebensstress auslösende Situationen in der Realität ist »meine« Grundreaktion? – Wie geht das? Das geht so: Führen Sie sich die Lebensstress-Situation genau vor Augen: Wie läuft das ab? Was passiert? Wer ist beteiligt? Lassen Sie diese Situation vor Ihrem inneren Auge wie ein Kinofilm ablaufen. Sehen Sie genau zu. Schreiben Sie Ihre Gedanken auf, die Ihnen in der Situation durch den Kopf gehen, die darauf folgenden Gefühle, die Sie registrieren und die damit verbundenen körperlichen Reaktionen. Vergleichen Sie dazu das Kapitel 4 »Gefühl und Verstand – wir brauchen beides«. Bringen Sie Ihre Aufstellung in die Psychotherapie ein.

Gewinn-Verlust-Bilanz. Überlegen Sie: Was verliere ich, wenn ich mich Anforderungen in der Realität stelle? Was gewinne ich, wenn ich mich ihnen stelle? Stellen Sie eine Gewinn-Verlust-Bilanz für sich (und Ihre Familie) auf. Abwehr und Vermeidung zementiert das Problem, wie das folgende Beispiel zeigt:

Beispiel

Ein schon ganz erschöpfter Mann klatscht alle fünf Minuten in die Hände. Er wird gefragt: »Warum machen Sie das denn, Ihnen müssen doch schon die Arme wehtun?« – Und er antwortet: »Ich muss das machen, um die Elefanten zu verscheuchen.« – »Aber es sind doch gar keine Elefanten hier!« Darauf er: »Da sehen Sie mal, wie gut es wirkt. Ich kann doch nicht damit aufhören. Dann kommen die doch und trampeln alles nieder.«
Paul Watzlawick

Entspannen Sie sich, aber nicht mit PC und Internet. Finden Sie heraus, was Ihnen gut tut und Sie ruhiger werden lässt. Das könnten Angeln, Schwimmen, Joggen, Meditieren sein. Erlernen Sie eine Meditationsmethode. Ihre Psychotherapeutin kann Ihnen raten.

> »Meditation: das Geschnatter der Gedanken zum Verstummen bringen.«
> *Buddhistische Weisheit*

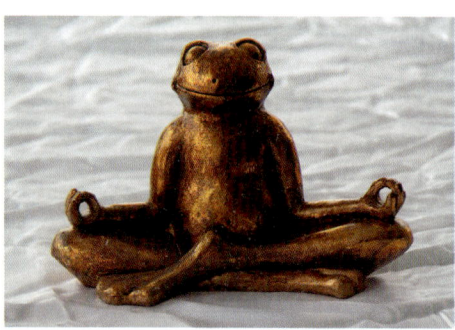 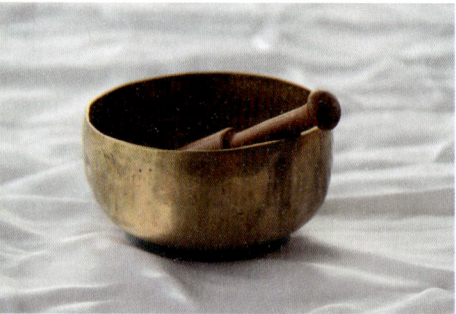

Wann haben Sie zuletzt ein Buch gelesen? Lesen ist Seelennahrung. Enthalten Sie sich diese nicht zu lange vor.

> »Wer wird denn gamen und chatten mit PC und Internet?
> Diese Stimulanz der Jahrtausendwende? Bücher sind auch sehr schön.«
> *frei nach Kurt Tucholsky*

Was uns gelingen sollte, ist andere lieben zu können. Dabei kommt es darauf an, einen anderen lieben zu können um seiner oder ihrer selbst willen und sich nicht nur im anderen zu spiegeln und sich lieben zu lassen, ohne wiederzulieben. Das wird gar nicht selten verwechselt. Und die Fähigkeit arbeiten zu können, Interessen zu entwickeln, an einer Sache dran zu bleiben – das macht Ihre psychische Gesundheit aus. Wenn Sie bei sich Schwächen feststellen, dann bringen Sie diese in Ihre Psychotherapie ein. Dort gehören sie hin.

> »Der Mensch muss lieben und arbeiten können.«
> *Sigmund Freud*

> »Das Beste ist und bleibt natürlich die Reise. «
> *Kurt Tucholsky*

Reisen Sie. Reisen bildet. Und nährt unsere Fantasie. Nun ist es natürlich auch eine Sache des Geldbeutels, aber wenn Sie in Saarbrücken wohnen, kann Sie schon eine Tagesreise nach Trier beflügeln, der ältesten Stadt Deutschlands mit magischen Orten aus Stein wie der Porta Nigra. Und so können Sie in jeder Region ein Reiseziel finden, das Sie wirklich hinaus katapultiert aus Ihrem Alltag und Ihnen neue innere Räume eröffnet.

> »In weiter Ferne, so nah!«
> *Film von Wim Wenders*

7

Literatur zum Weiterlesen
▶ Manfred Spitzer (2008). Vorsicht Bildschirm! München: dtv.
▶ Gert Kaluza (2004). Stressbewältigung. Heidelberg: Springer.
▶ Martina Kittler (2008). Crashkurs Kochen: Superschneller Erfolg für Einsteiger. München: Gräfe und Unzer.

8 Mit allen Sinnen

Wie wieder Farbe und Freude in die Realität gebracht werden kann

Es ist wichtig zu entdecken, was uns gut tut und wie und wo wir Kraft und Erholung finden. In diesem Kapitel geht es um das (Wieder-)Entdecken von gutem, wohligem, genussvollem Erleben – außerhalb der Welt von PC und Internet. Diese ist ausdrücklich ausgenommen.

Kennen Sie etwas in der Realität, wo Sie sich so richtig wohlfühlen? Manche denken jetzt vielleicht an die Natur, das Kochen, auf einem Markt einkaufen, in die Sauna gehen und, und, und ... Ist Ihnen nichts oder nur wenig eingefallen? Dann gilt es, mit allen Sinnen die schönen Seiten der Realität zu erkunden. Nutzen Sie das Fotomaterial und überlassen Sie sich Ihren Einfällen beim Betrachten der Bilder. Wir haben die Motive für Sie ausgesucht, die sich in der Arbeit mit unseren Patienten am besten bewährt haben. Ihnen wird auffallen, dass keine Menschen auf den Fotos zu sehen sind und auch nur sehr wenige von Menschenhand gestaltete Gebäude oder Ähnliches. Nach unserer Erfahrung wird der Einfallsreichtum unserer Patienten bei solchen Naturmotiven am meisten belebt.

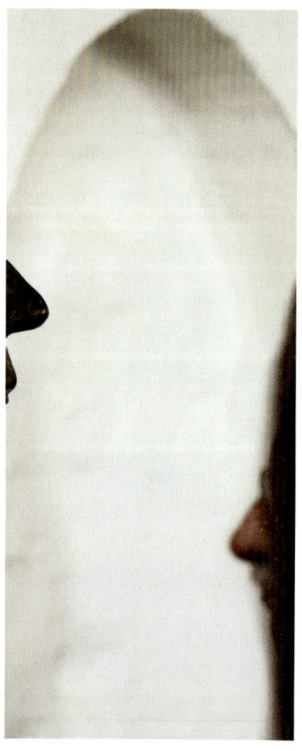

Die Reize der Realität (wieder-)entdecken – am Anfang steht das Riechen

Die Nase ist unser ältestes Sinnesorgan. Den Eindrücken, die das Riechen uns verschafft, können wir uns kaum entziehen.

Das lässt sich folgendermaßen für unser Wohlbefinden nutzen: Schälen Sie eine Apfelsine und nehmen Sie den Orangenduft ganz bewusst und konzentriert wahr, schnuppern Sie an Zimtpulver, das Sie auf eine Untertasse getan haben, reiben Sie Lavendel (wächst in vielen Vorgärten) zwischen zwei Fingern und riechen Sie dann an Ihren Fingern. Versenken Sie sich in den Duft von Kaffeepulver. Zerreiben Sie Grashalme zwischen Ihren Händen und riechen Sie daran. Riechen Sie an Dingen wie an einem noch nicht aufgekochten Beutel Pfefferminztee, an einer Kerze aus Bienenwachs oder an einem Stück Leder. Finden Sie Ihren Lieblingsduft heraus. Diesem widmen Sie sich in einem ruhigen Moment. Riechen Sie bewusst und mit Hingabe. Dann geben Sie Ihren Gedanken Raum, lassen Sie zu, dass der Duft Sie irgendwohin entführt, vermutlich in Ihre Vergangenheit, in eine Situation, die Sie einmal sehr genossen haben. Diese schreiben Sie sich auf (nicht mit einem Schreibprogramm Ihres Computers, sondern mit Stift auf Papier) und nehmen dieses Blatt mit zur Psychotherapie. Das kann der Ausgangspunkt dafür sein, dass Sie herausfinden, was Ihnen Freude macht – in der Wirklichkeit.

Vom goldenen Überfluss der Welt

Sehen Sie sich diese Bilder an – welches spricht Sie am meisten an? Wir haben die Bilder zusammengestellt unter dem Motto »Seelenlandschaften«. Schauen Sie sie in Ruhe und mit innerer Konzentration an. Registrieren Sie, was Ihnen dazu einfällt. Vielleicht lange vergessene gute Momente im wirklichen Leben? Erzählen Sie Ihrer Psychotherapeutin davon.

In den Online-Materialien finden Sie diese und eine weitere reiche Auswahl von farbigen Bildmotiven, die unsere Patienten am meisten angesprochen haben. Suchen Sie »Ihre« Motive aus, drucken Sie diese aus, halten Sie Ihre Einfälle dazu handschriftlich fest und bringen Sie Bilder und Einfälle Ihrer Psychotherapeutin mit. Epikur, ein bedeutender griechischer Philosoph, kaufte sich in Athen einen kleinen Garten und lebte Philosophie im Freien. Er wollte einen Platz der heiteren Ruhe schaffen. Gut leben hieß für Epikur, ohne unnötige Ängste zu leben. Man braucht nicht viel zum guten Leben, lehrte er seine Schüler. Es ist im Alltag zu finden. Machen Sie sich auf die Suche. Entdecken Sie wieder die Wunder des Alltags, wie das Raupenballett, das im Frühjahr täglich tausendfach in Gärten, Parks, im Wald von vielen unbemerkt aufgeführt wird – Sie müssen nur lernen zu schauen. Versuchen Sie dies mit den Bildern, die hier folgen. Eine weitere Auswahl finden Sie in den Online-Materialien unter »Wunder des Alltags«. Suchen Sie sich das Bild aus, das Sie am meisten beschäftigt, drucken Sie es farbig aus (steht auf »Grün« bei der Ampel, s. Kapitel 1) und bringen Sie das Bild und Ihre Gedanken dazu in die Psychotherapiestunde mit.

Die Welt ist Klang

> »Warum hat die Natur unseren Hörsinn so sorgfältig ausgebaut?
> Viel sorgfältiger als unseren Sehsinn?
> Warum hat uns die Evolution das dichteste und konzentrierteste Nervenbahnnetz im Innenohr geschaffen? Warum sind die Wahrnehmungen des Ohres so viel genauer als die des Auges?«
> *Joachim-Ernst Berendt*

8

Die Welt von PC und Internet ist in Spiel und Chat für das Auge geschaffen, der Klang spielt eine untergeordnete Rolle. Das Hören kann uns aber wieder in die (reale) Welt führen. Versuchen Sie es. Gehen Sie zur Mittagszeit auf einen Kirchplatz. Lauschen Sie dem Mittagsläuten.

Lassen Sie die gewaltigen Töne auf sich wirken. Spüren Sie dem Klang nach. Oder stellen Sie sich – in sicherer Entfernung – neben ein Straßenbahngleis. Hören Sie, wie die Bahn sich nähert, registrieren Sie das Quietschen. Was für ein heller Laut! Warten Sie in Ihrer Wohnung auf die Müllabfuhr, schließen Sie die Augen und hören Sie, wie der große Wagen hält, das Klappern der Mechanik, die die Tonnen aufnimmt, das

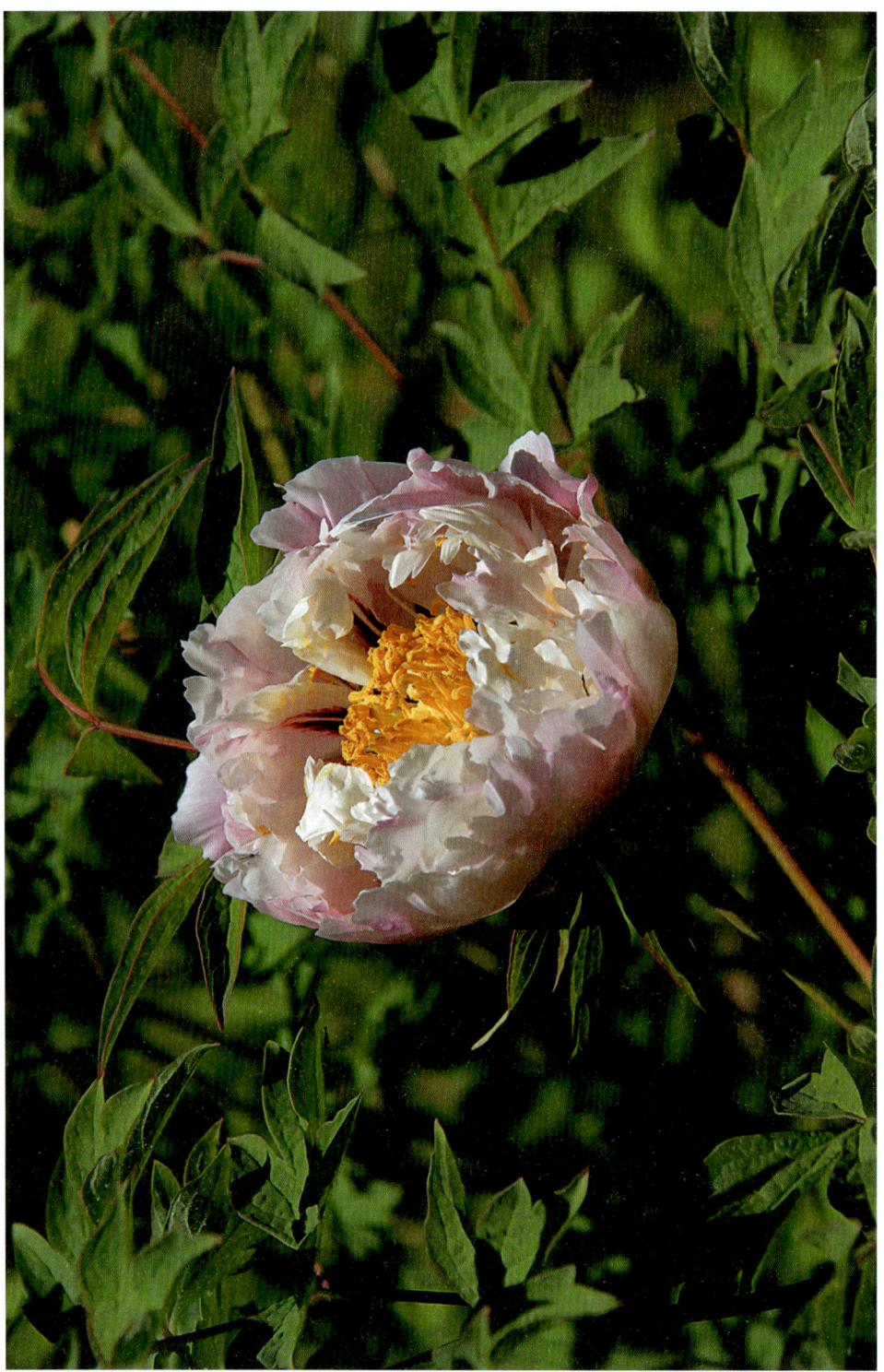

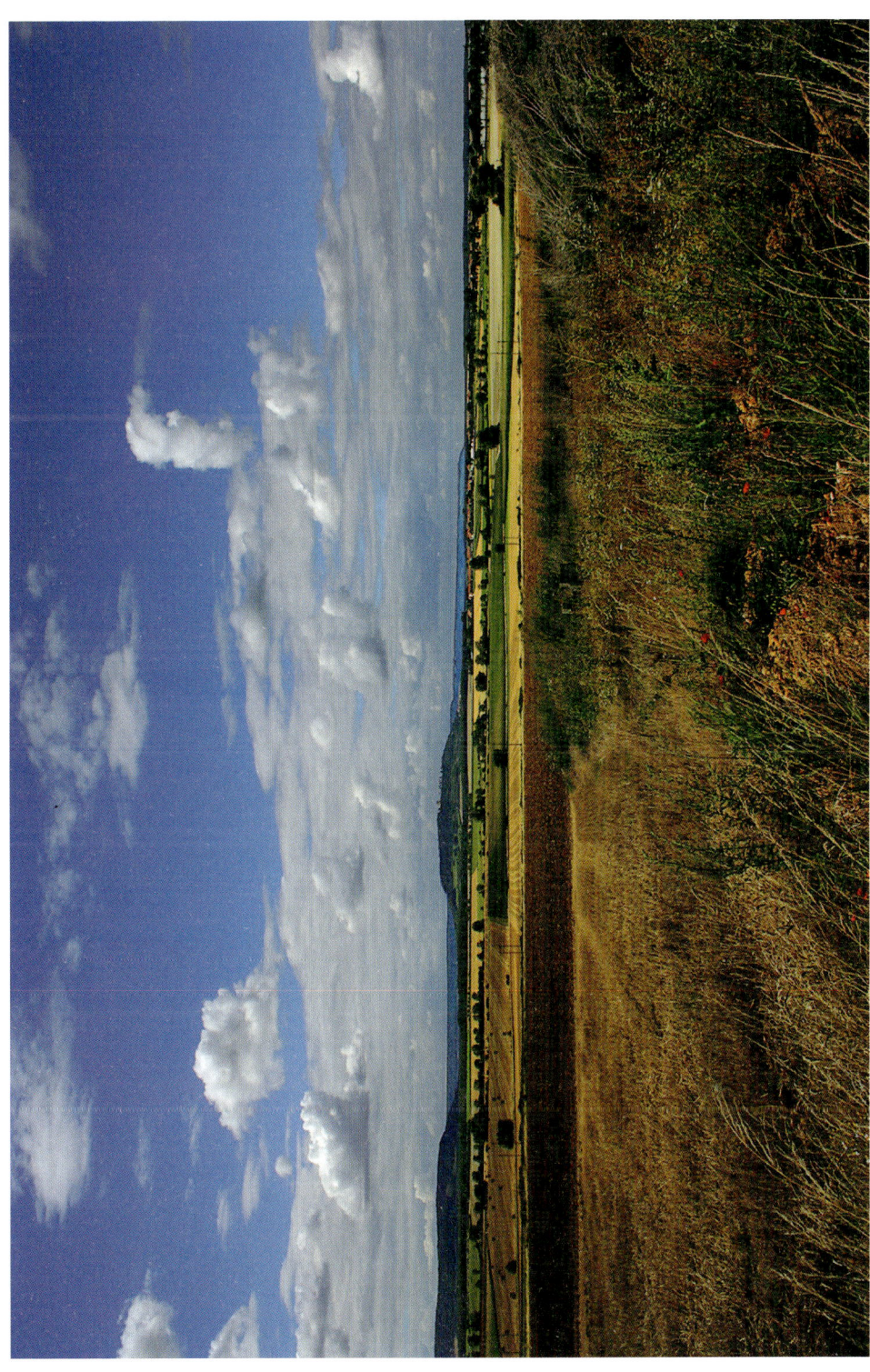

8

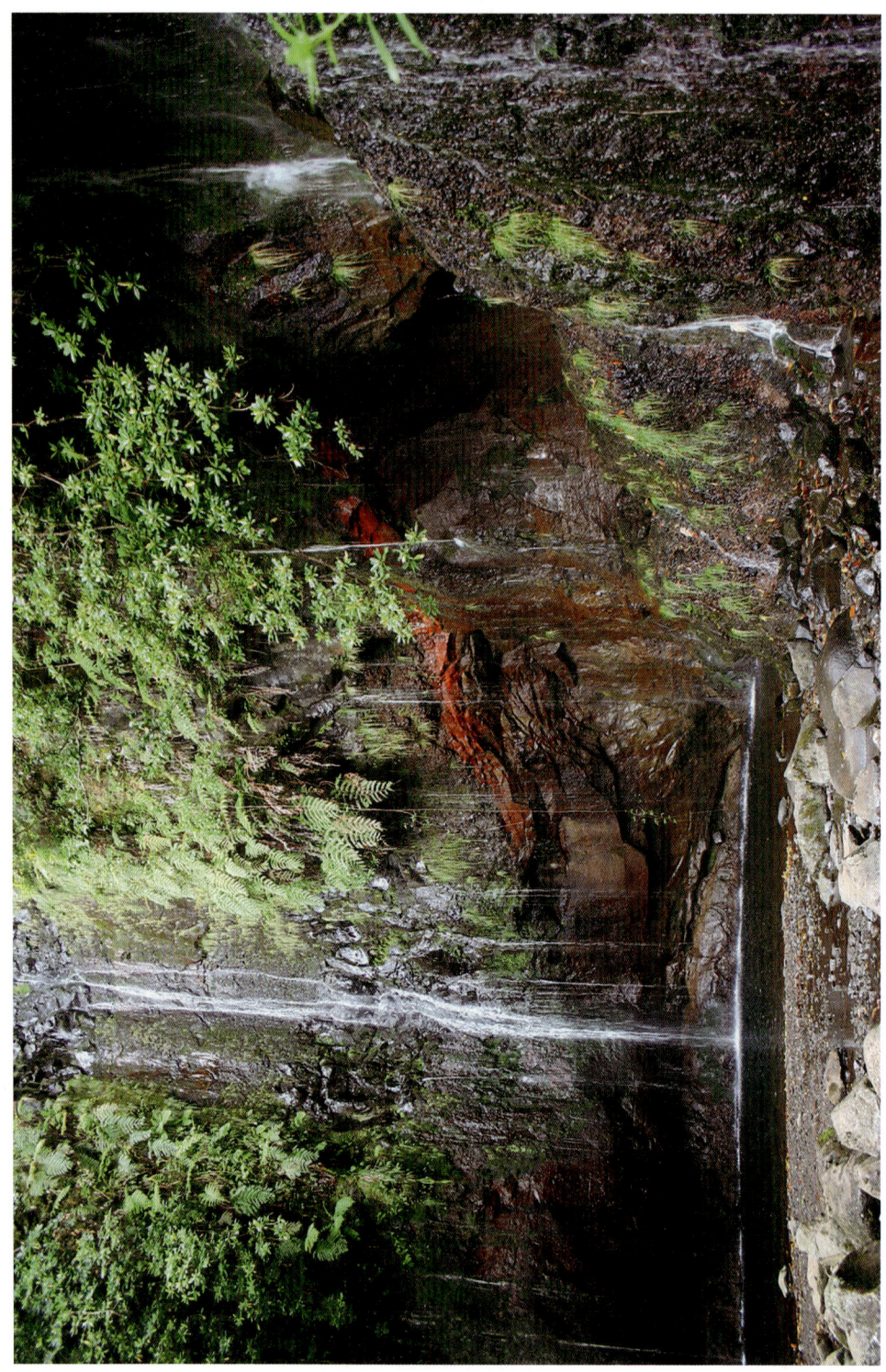

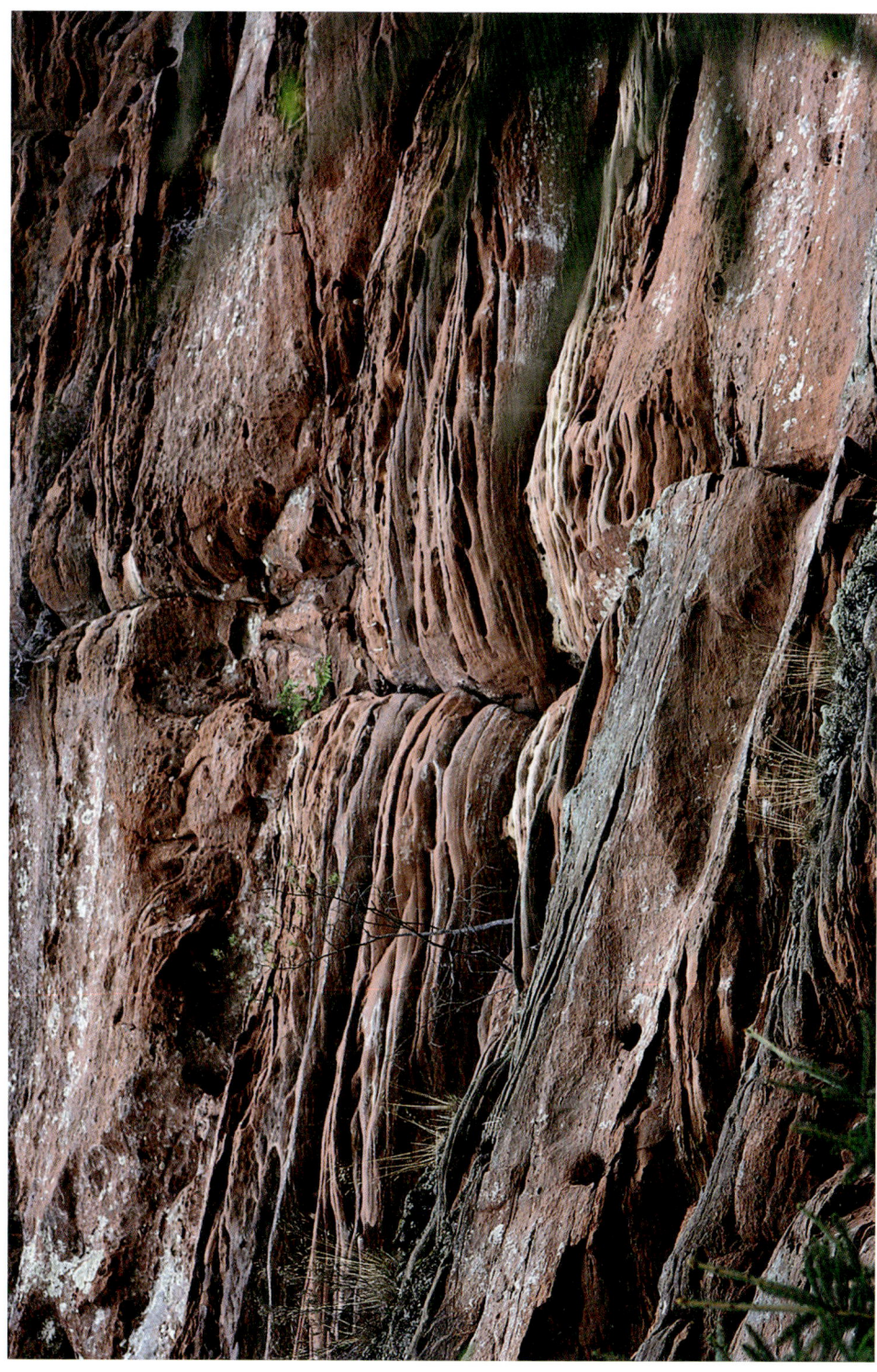

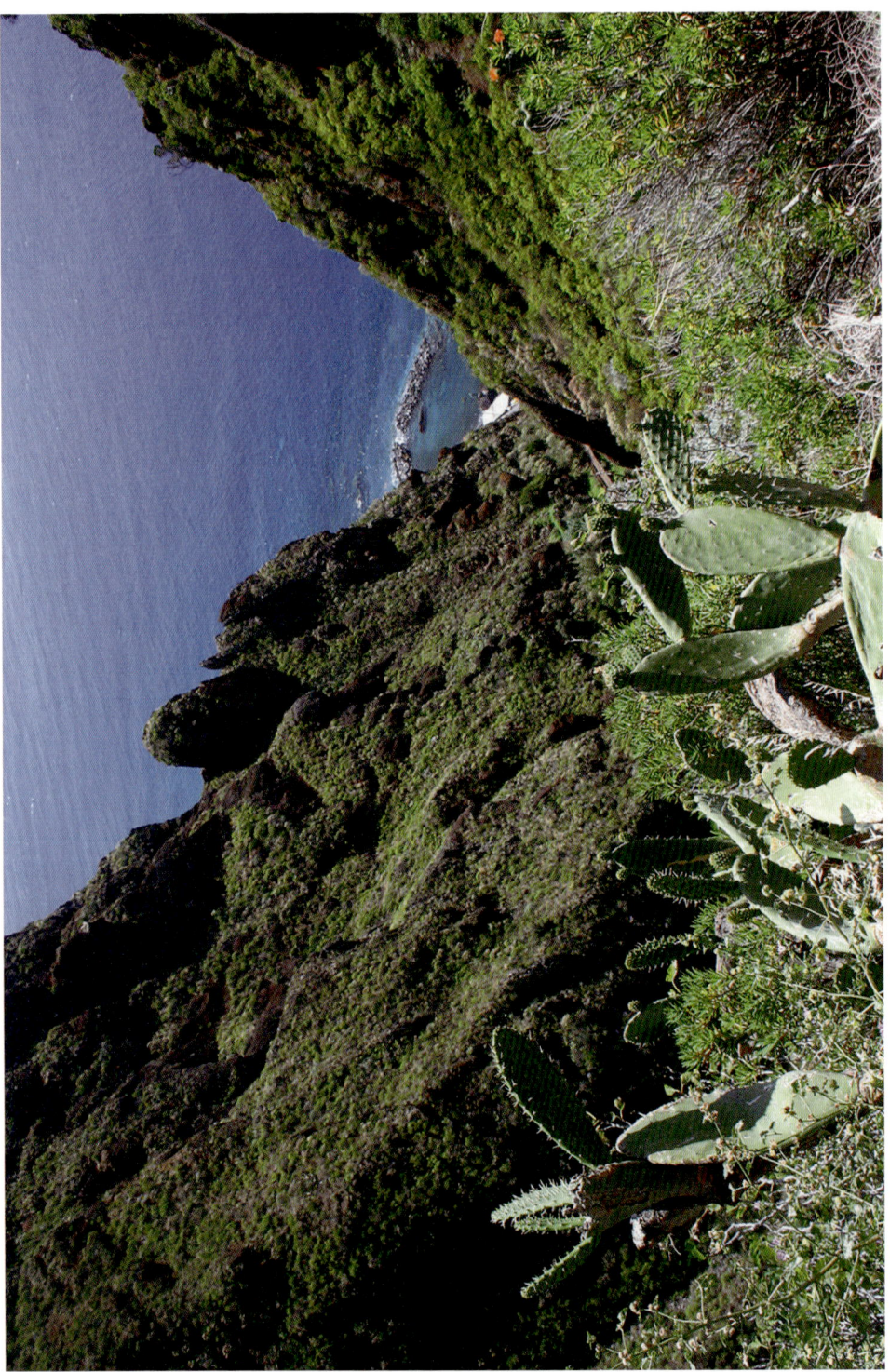

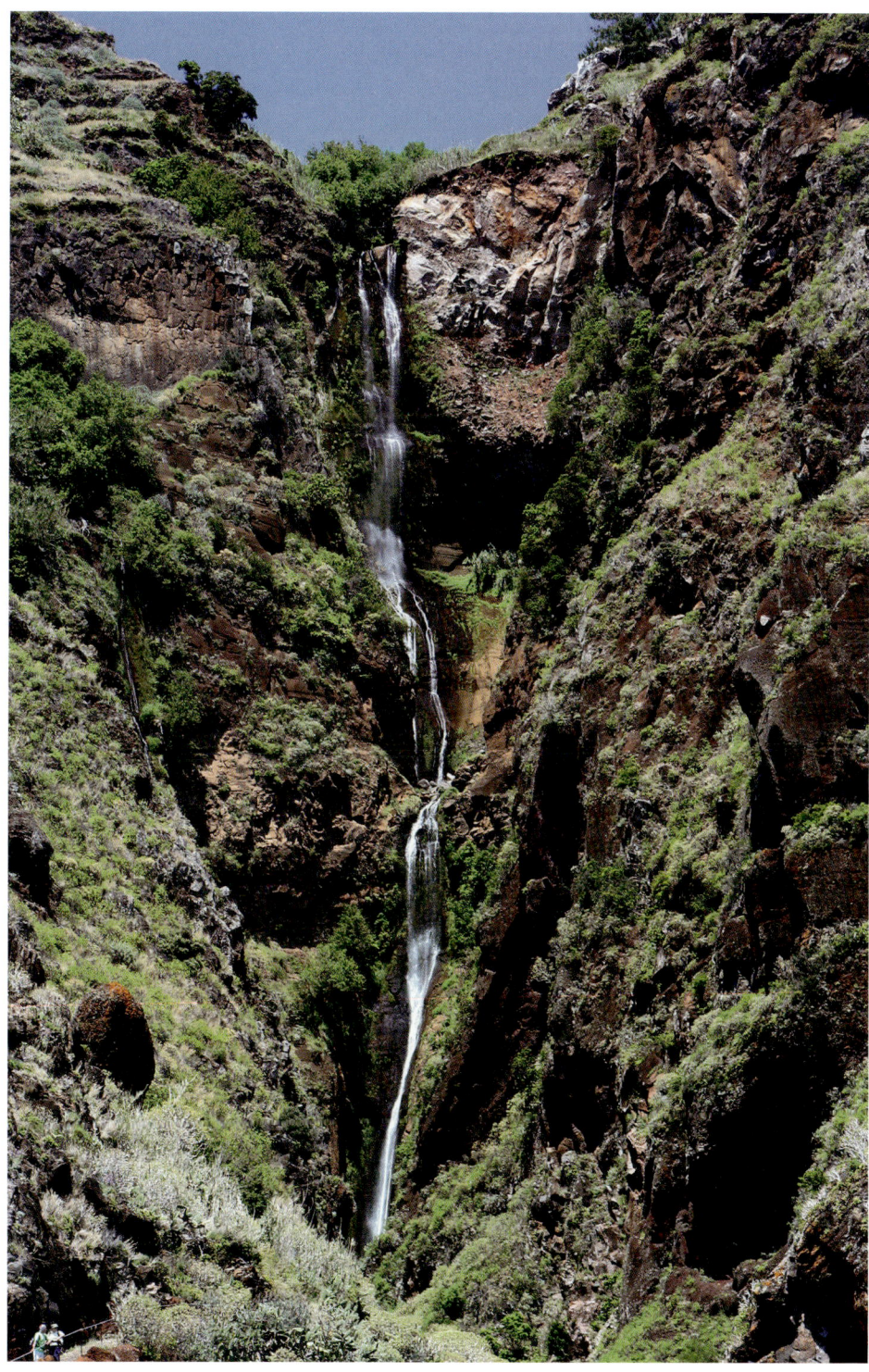

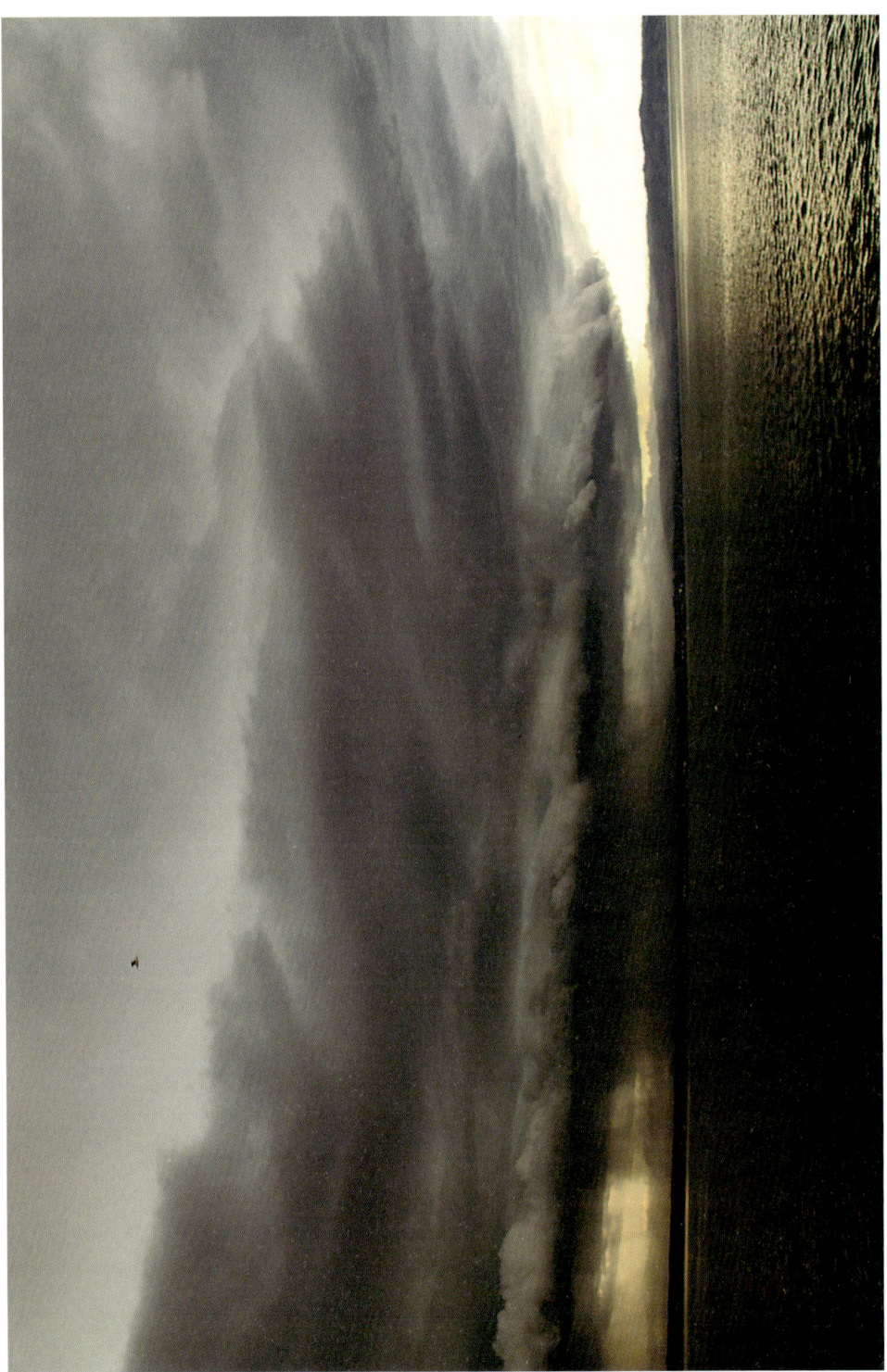

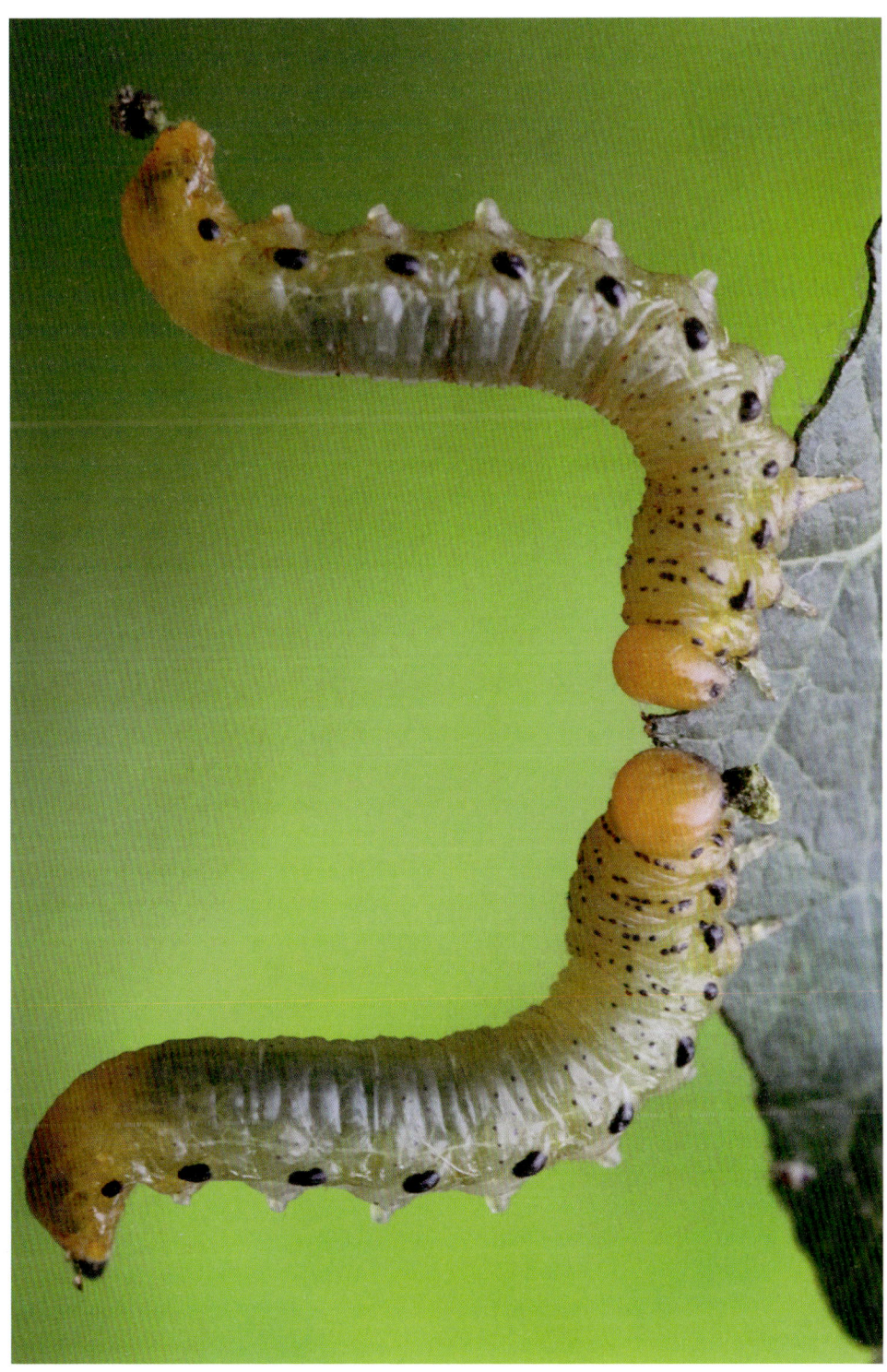

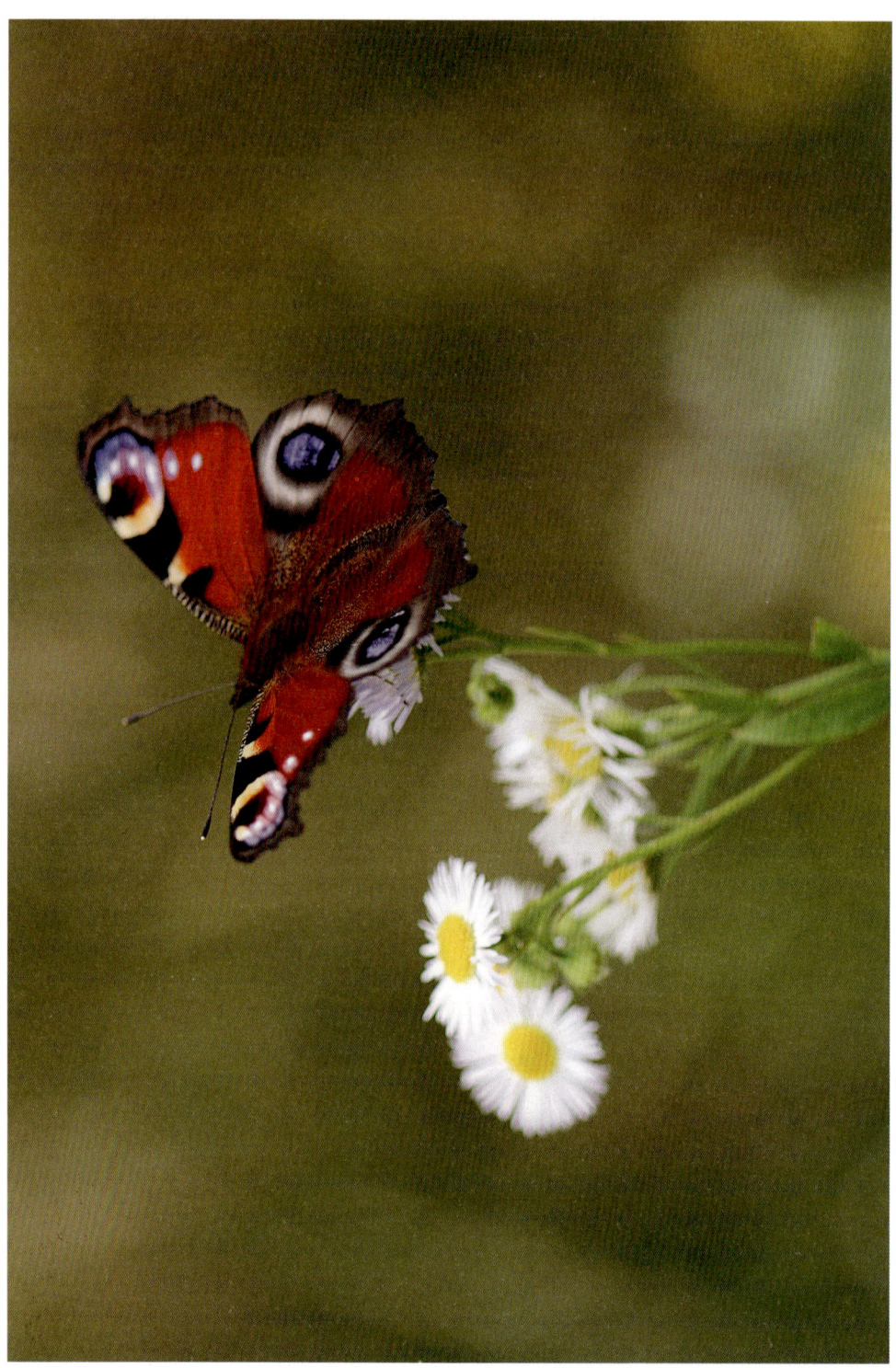

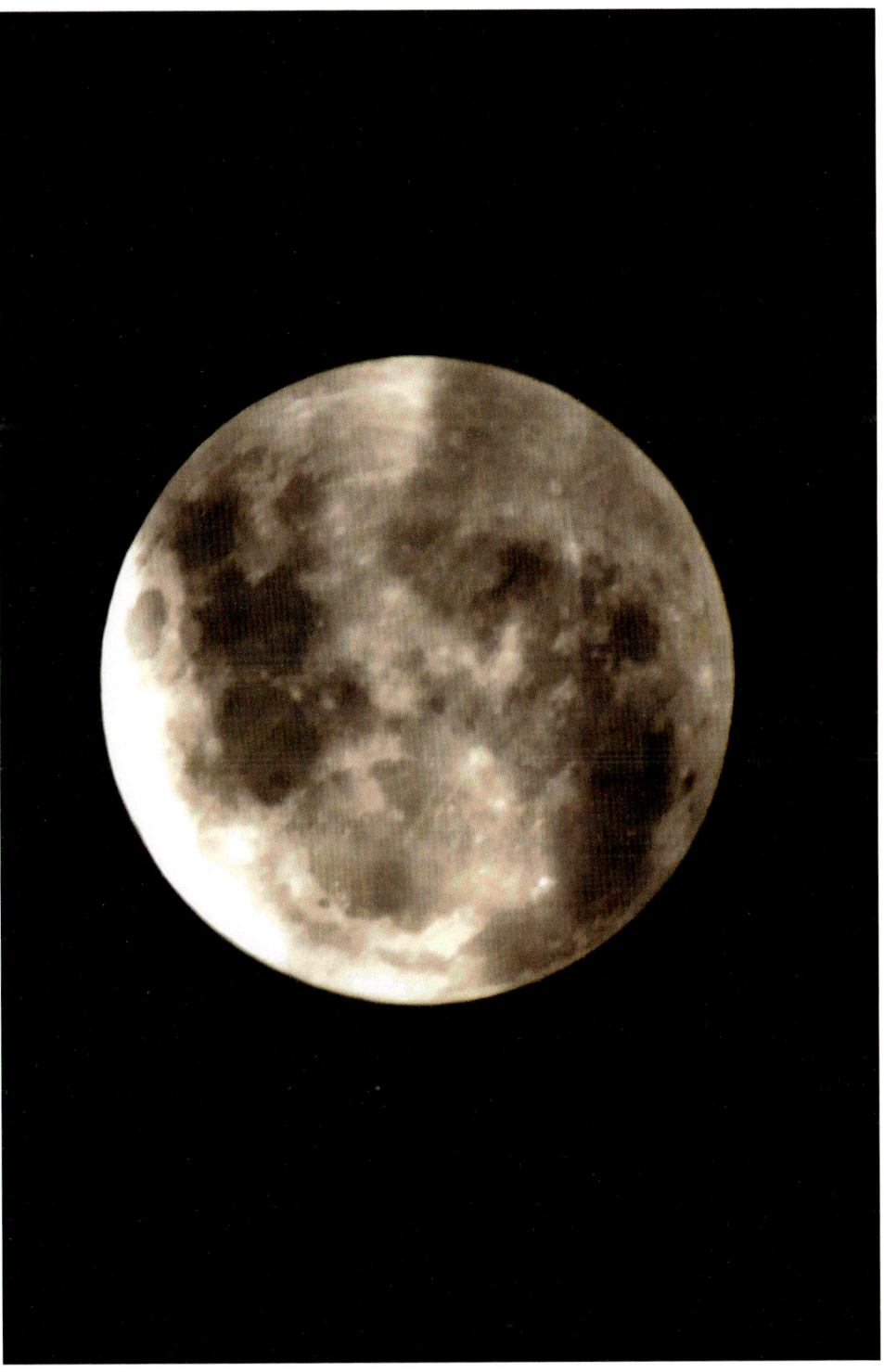

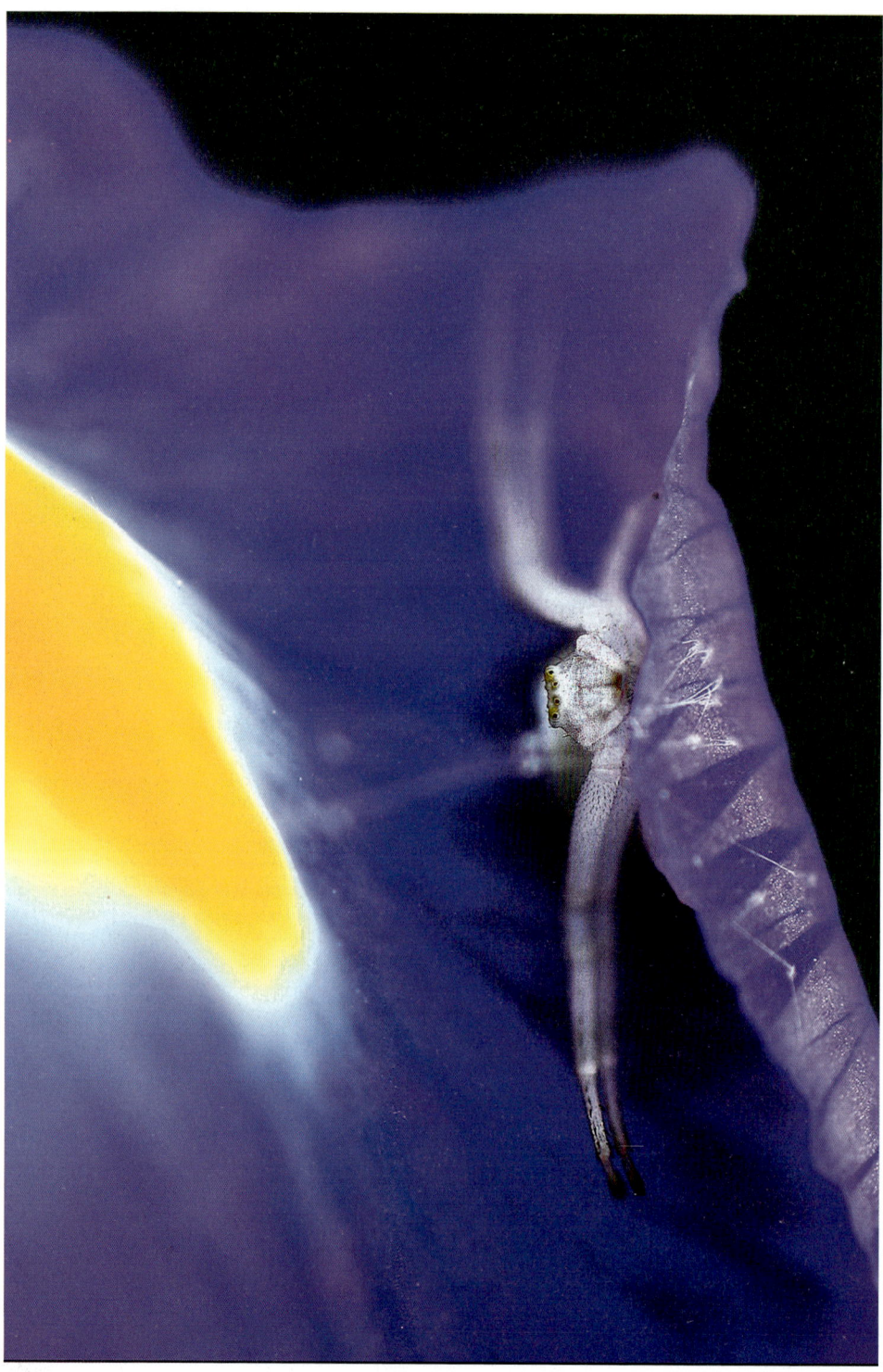

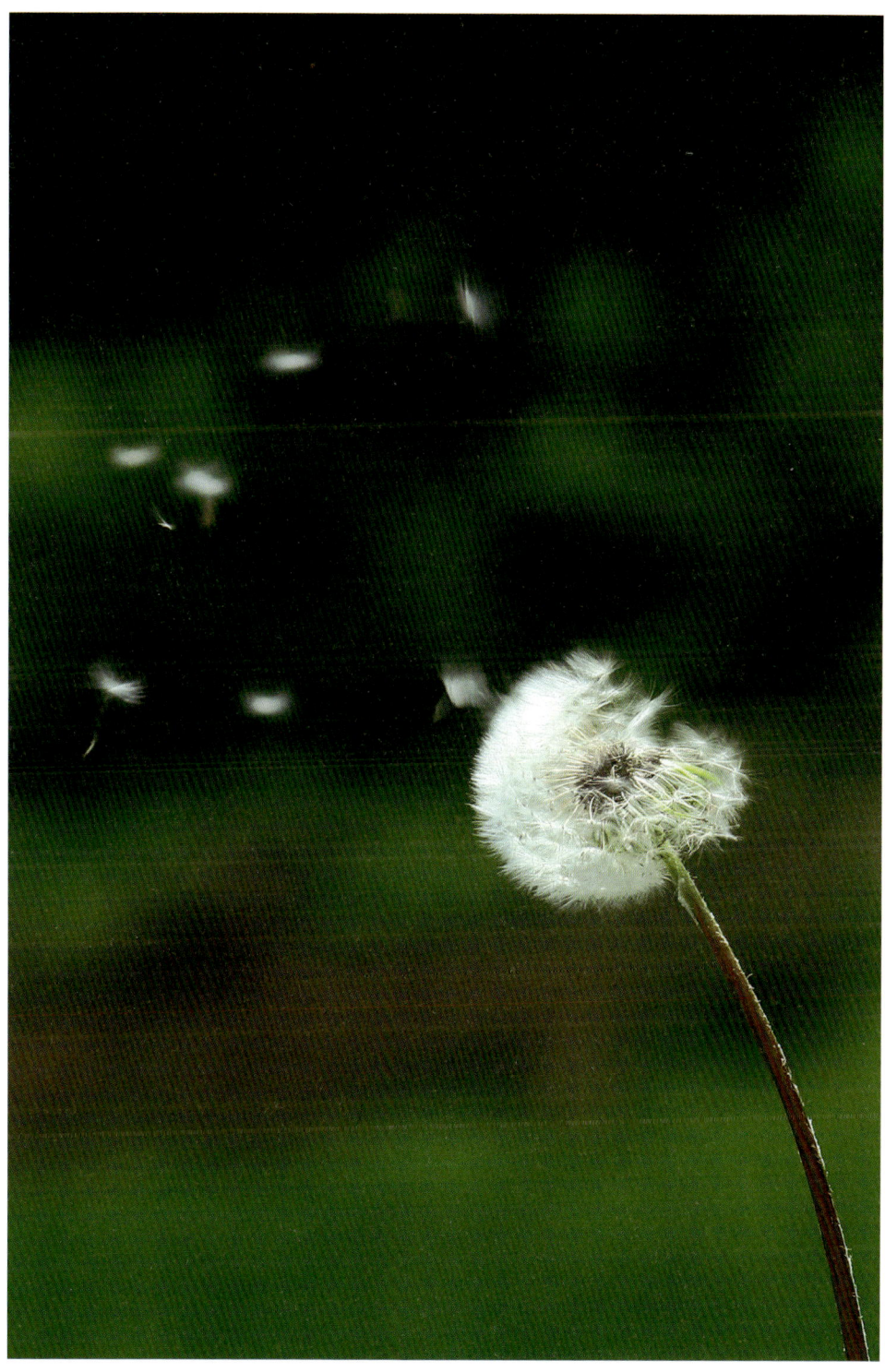

8

Geschepper der Mülltonnen, wenn sie zu dem Wagen gezogen werden, das Rumpeln, wenn sie ihren Inhalt in den Müllwagen schütten.

Lauschen Sie dem Singen der Vögel, warten Sie abends auf eine Amsel, vergleichen Sie diese Vogelmelodie mit einer Vogelstimme am Morgen. Hören Sie den Unterschied?

Wenn es regnet, nehmen Sie einen Schirm und stellen sich an eine Landstraße (wieder in sicherer Entfernung zur Fahrbahn), lauschen Sie dem Reifengeräusch der Autos.

Gehen Sie zu einer Bowlingbahn, blenden Sie die laute Musik für sich aus, konzentrieren Sie sich auf das polternde Rollen der Kugeln und auf den satten Klang, wenn die Kegel umfallen. Wann haben Sie solche Alltagsgeräusche zum letzten Mal bewusst wahrgenommen?

Natürlich ist es auch gut, wenn Sie in ein Konzert gehen oder einem Straßenmusikanten zuhören. Musik runterladen und am Computer hören, zählt aber nicht. Deshalb nicht, weil das Hören dieser Musik nicht reich genug an Erleben ist. Sie ist zu mager, reduziert auf den Klang. Außerdem würden Sie dann in Ihrer für Sie ungünstigen Umgebung sitzen, in dem Stuhl oder Sessel, in dem Sie falsch mit PC und Internet umgegangen sind, nur einen gefährlich nahen Click weit entfernt von dem Spiel, dem Chat, den Surfdomänen, von denen Sie doch weg-

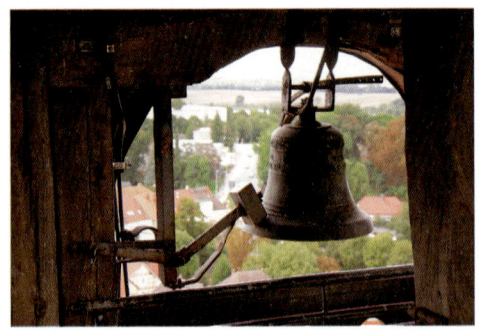

kommen wollen. Deshalb ist es wichtig, dass Sie sich Klangerlebnisse in der Realität verschaffen und nicht einfach nur am Computer Musikhören. Merken Sie sich Ihre Klangerlebnisse und erzählen Sie Ihrer Therapeutin davon.

Fühlen und tasten

Scannen Sie einmal Ihre Umgebung ab, aber nicht mit dem PC-Scanner, wie Sie es kennen, sondern schauen Sie sich um. Finden Sie z. B. Samt auf der Couch, eine rauhe Rinde an der Obstschale aus Holz, einen glatten Stein vor der Tür oder einen knisternden Vorhangstoff. Gehen Sie hin und fühlen Sie mit Bedacht.

Suchen Sie sich das Tastobjekt aus, das Ihnen am meisten zusagt. Befühlen Sie es, schließen Sie die Augen und registrieren Sie, welche inneren Bilder sich Ihnen ausbreiten. Bringen Sie diese Erfahrung in Ihre Psychotherapie ein.

Genießen können und uns mit Energie aufladen

Energie speist sich oft aus den Dingen, die wir genießen können. Genießen können muss aber oft noch mal gelernt werden, v. a. wenn Sie lange Zeit Freude nur in PC und Internet zu finden glaubten. Die goldenen Regeln für Genuss im Alltag geben wichtige Anhaltspunkte für ein Genießen der Realität (siehe auch Arbeitsblatt *Genussregeln* auf S. 159 und den Online-Materialien).

Genuss braucht Zeit

Dennoch reichen Augenblicke um zu genießen. Vielleicht haben Sie es verlernt zu genießen. Nehmen Sie sich Zeit für einen Blick in den Morgenhimmel, registrieren Sie die Wärme der Kaffeetasse, lauschen Sie dem Schlagen der Kirchturmuhr. Manchmal ist für Genuss ein wenig Planung erforderlich z. B. für ein genussvolles Frühstück. Manchmal müssen wir Genuss entdecken, wie z. B. den, der in der Stille liegt. Die Welt von PC und Internet ist oft laut, die Spiele sind es immer: Laut, kreischend, Schüsse peitschen, Musik dröhnt. Es ist erwiesen, dass laute Töne unsere anderen Sinneseindrücke beeinträchtigen und vor allem auch unsere Fähigkeit nachzudenken und zu empfinden. Suchen Sie deshalb die Stille. Stille ist aber nicht nur die Abwesenheit von Tönen. Wir sollten Stille bewusst erleben, uns auf sie konzentrieren. Wir können uns dann in ihr bewegen. Dann kann sich in der Stille viel vollziehen. Dann wird die Stille zum Geschenk.

> »Es gibt Leute, die unempfindlich sind gegen Geräusche. Es sind eben die, die auch unempfindlich sind gegen Gedanken, gegen Dichtungen und Kunstwerke, kurz gegen geistige Eindrücke jeder Art.«
> *Arthur Schopenhauer*

> »Es bildet sich ein Talent in der Stille, ein Charakter in dem Strom der Welt.«
> *Johann Wolfgang von Goethe*

> »Einst wird man von der Stille wie von einem Märchen erzählen.«
> *Hans Arp*

> »Ich habe die Stille so gern. Die Stille ohne das summende Rechnergeräusch, ohne die lauten Töne der Spiele. Die schöne, erhabene Stille. Ich habe herausgefunden, dass für mich eine Allee mit Bäumen am besten den Eindruck von Stille unterstreicht. Ich habe eine fotografiert, im Osten, in den neuen Bundesländern. Da gibt es Alleen, die sind magisch. Ich habe eine fotografiert, eine Allee, meine Allee der Stille. Als ich dort war, habe ich entdeckt, dass Morgen- und Abendlicht den Eindruck von Stille für mich noch erhöht. Da achte ich dann jetzt zu Hause auch drauf, bewusstes Erleben von Morgen- und Abendröte. Sagenhaft.«
> *Frei nach Eva Koppenhöfer*

8

Genuss muss sein

Genießen ist eine uns allen angeborene Fähigkeit.

Wenn Sie das Genießen verlernt haben, dann deswegen, weil es zu oft mit negativen Konsequenzen gekoppelt war. Tabus, Verbote und Ängste hemmen Ihren Genuss. »Das ist ja albern, sinnlos, Zeitverschwendung«, »Ohne Fleiß kein Preis« und andere oft gehörte Kommentare, und »Familienweisheiten« müssen entsprechend ihrer Gültigkeit und Nützlichkeit hinterfragt werden. Sie können das Genießen aber auch nicht nur des-

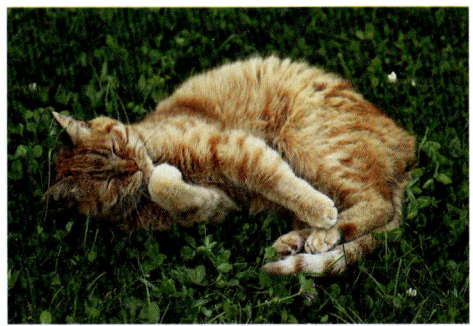

halb verlernt haben, weil es Ihnen von anderen ausgetrieben wurde, sondern auch, weil Sie es sich selbst vermiest haben durch überstrengen Umgang mit sich selbst. In Kapitel 3 *Sie wissen, was Sie wollen, aber wissen Sie auch, was Sie brauchen?* sind wir darauf eingegangen.

> »Wärme tut mir gut. Ich habe es heute gerne warm. Am PC war mir so oft kalt, ohne dass ich es gemerkt habe. Ich hatte eisig kalte Füße und sogar meine Hände waren klamm, eigentlich logisch, hatte ja nur die Handgelenke und ein paar Finger bewegt. Heute nehme ich oft genüsslich und lange einfach so ein warmes Bad. Ich tue noch Lavendel hinein und träume von warmen Sonnentagen.«
> *Nach Eva Koppenhöfer*

Genuss gehört in den Mittelpunkt, wenn seine Zeit gekommen ist

Die menschliche Wahrnehmungskapazität ist begrenzt. Sie müssen schnell »overload« anmelden, wenn zu viele Reize auf Sie einstürmen. Beim Genießen muss demnach Ihre Aufmerksamkeit ganz bei dem wohltuenden Aspekt sein, sonst genießen Sie nichts. Also, genießen geht nicht nebenher. Sie sollten nicht essen, wenn Sie am Computer sitzen, nicht Musikhören beim Rad fahren. Alles hat seine Zeit.

Genuss ist Geschmacksache

Entdecken Sie, was für Sie gut ist. Angenehme Dinge können bei jedem unterschiedlich wirken, nicht jeder mag ein warmes Bad, nicht jede freut sich auf einen warmen Kakao an einem kalten Wintertag oder auf die Tageszeitung. Finden Sie heraus, was Ihnen Genuss vermittelt, und suchen Sie diesen ganz bewusst und mit Muße auf.

> »Man sollte alle Tage wenigstens ein kleines Lied hören, ein treffliches Gemälde sehen, und wenn es möglich zu machen wäre, einige vernünftige Worte sprechen.«
> *Johann Wolfgang von Goethe*

Weniger ist mehr

Es ist ein Irrtum zu glauben: Was mir gut tut – davon brauche ich immer mehr. Das Gegenteil ist der Fall: Übergroße Sättigung schlägt in Ablehnung um. Erst durch Beschränkung wird das Besondere fassbar. Qualität wird dadurch aufgefächert und immer neu wahrgenommen. Beneiden Sie deshalb nicht diejenigen, die viel von dem haben, was Sie gerne genießen. Die Genussqualität verflacht dann schnell. Sie genießen intensiver, wenn Sie in kleinen Dosen genießen. Stellen Sie sich vor, Sie mögen Ananaseis, das nur schwer zu bekommen ist. Deshalb sind Sie glücklich, wenn Sie die Gelegenheit dazu haben. Würden Sie es aber täglich essen, dann wäre es Ihnen bald über.

Ohne Erfahrung kein Genuss

Je genauer man etwas kennt, desto besser nimmt man es wahr. Das gilt für Ihren Weg zur Arbeit, aber auch für alle anderen Erfahrungen und besonders für das Genießen. Wenn Sie sich zum eigenen Genuss-Experten entwickeln, dann können Sie Ihren Genuss erhöhen. Wenn Sie zum Beispiel gern Äpfel essen, dann schmecken Sie einmal bewusst verschiedene Sorten, nehmen Sie die leichte Säuerlichkeit des Boskop wahr, das besonders Knackige am Braeburn. Gehen sie auf einen Bauernmarkt, entdecken sie die Apfelsorten aus der Region, die anders aussehen und schmecken als die im Supermarkt.

Genuss ist alltäglich

Genuss bedeutet die Außergewöhnlichkeit des Alltags zu erkennen, z. B. nicht achtlos morgens die Kaffeetüte zu verschließen, sondern sich Zeit zu nehmen für die Freude am Geruch von frischem Kaffee.

> »Das Gute ist leicht zu beschaffen.«
> *Epikur*

Auf der Straße, wenn Sie an einem Vorgarten vorbeigehen und Sie eine Rose sehen, die sich Ihnen entgegenneigt, dann bleiben Sie stehen und bewundern Sie die zarten Blätter, deren oft nahezu vollkommene Anordnung, ihren süßen Duft. Für diesen Moment vergessen Sie die Welt und gehen dann erfrischt weiter.

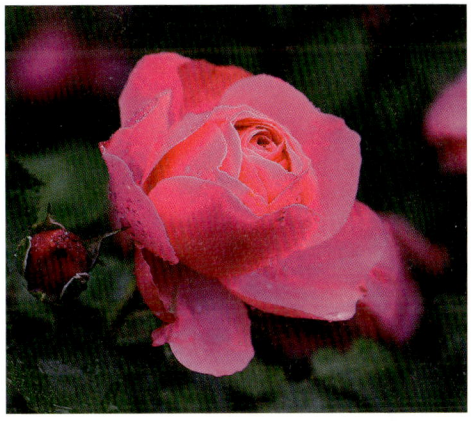

> »Ich mache zweimal pro Woche eine Fahrradtour und entdecke die unterschiedliche Wegebeschaffenheit. Über Kies, da holpert das Rad so ein bisschen, Sand dagegen knirscht und das Rad hinterlässt dort so ein schönes Muster, wie eine lange elegante Schlange. Auf Waldboden gleite ich dahin, wenn der Weg eben ist und bedeckt mit Laub. Ich stelle mir dann vor, dass das ein genialer Teppichboden ist. Super ist das quietschende satte Geräusch bei nassem Waldboden. Asphalt vermittelt wieder ein anderes Fahrgefühl. Ich sause lautlos dahin. Am liebsten habe ich aber den Kontrast zwischen Kies und Waldboden. Da gibt es eine Strecke, auf der das wechselt. Die fahre ich oft. Habe ihr einen Namen gegeben, wie früher meinem Avatar. Die Strecke heißt für mich ›Artemis road‹.«
> *Frei nach Eva Koppenhöfer*

8

Energie suchen und finden

> »Erde dich. Stelle eine Beziehung zwischen Dir und der Erde her.«
> *Joachim-Ernst Berendt*

Lebensenergie finden und wiederfinden — Material zum Bearbeiten

Nehmen Sie sich Zeit, suchen Sie sich ein ruhiges Plätzchen, sorgen Sie dafür, dass Sie ungestört sind und vor allem schalten Sie den PC aus. Sie brauchen die Zeit und Ruhe, um über die Fragen des Arbeitsblatts *Lebensenergie* (s. S. 160 und bei den Online-Materialien) nachzudenken. Geben Sie Ihre Antworten ehrlich, machen Sie sich nichts vor. Arbeiten Sie allein daran, das sind nämlich sehr persönliche Dinge, mit denen Sie sich auseinander setzen. Behalten Sie die Antworten für sich. Teilen Sie sie vor allem niemandem im Netz mit, stellen Sie sie keinesfalls etwa in ein soziales Netzwerk oder einen Chatroom. Reservieren Sie die Ergebnisse exklusiv für das Gespräch mit Ihrer Therapeutin. Alle Materialen können Sie herunterladen und dann bearbeiten. Schützen Sie Ihre Privatsphäre, machen Sie keine Notizen im Buch.

Bringen Sie das ausgefüllte Material Ihrer Psychotherapeutin mit. Analysieren Sie mit ihrer Hilfe, wo Sie Lebensenergie finden können und wie Sie diese Situationen gezielt aufsuchen können.

Literatur zum Weiterlesen

▶ Eva Koppenhöfer (2004). Kleine Schule des Genießens. Lengerich: Pabst.
▶ Theo Roos (2005). Philosophische Vitamine. Köln: Kiepenheuer & Witsch.
▶ Joachim-Ernst Berendt (2007). Nada Brahma. Die Welt ist Klang. Berlin: Suhrkamp.

Genussregeln

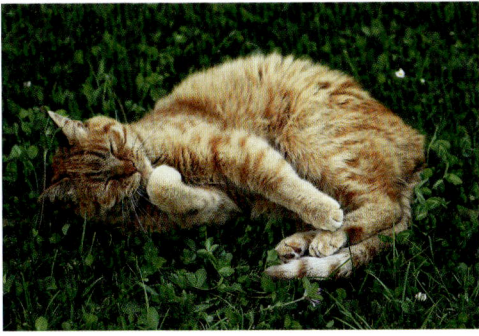

Genuss braucht Zeit

Genuss muss sein

Genuss geht nicht nebenher

Genuss ist Geschmacksache   8

Weniger ist mehr

Ohne Erfahrung kein Genuss

Genuss ist alltäglich

Nach: Eva Koppenhöfer

Nehmen Sie sich Zeit, suchen Sie sich ein ruhiges Plätzchen, sorgen Sie dafür, dass Sie ungestört sind, und vor allem schalten Sie den PC aus. Sie brauchen die Zeit und Ruhe, um über die Fragen nachzudenken. Geben Sie Ihre Antworten ehrlich, machen Sie sich nichts vor. Arbeiten Sie allein daran, das sind nämlich sehr persönliche Dinge, mit denen Sie sich auseinander setzen. Behalten Sie die Antworten für sich. Teilen Sie sie vor allem niemandem im Netz mit, stellen Sie sie keinesfalls etwa in ein soziales Netzwerk oder einen Chatroom. Reservieren Sie die Ergebnisse exklusiv für das Gespräch mit Ihrer Therapeutin. Alle Materialen können Sie herunterladen und dann bearbeiten. Schützen Sie Ihre Privatsphäre, machen Sie keine Notizen im Buch.

Was macht mir Freude im realen Leben? Was machte mir früher Freude, das vielleicht in Vergessenheit geraten ist?

....

....

Ich schreibe mir mindestens drei verschiedene Aktivitäten, Beschäftigungen oder Zeitvertreibe auf, die mir Freude machen, nichts kosten und nichts mit dem PC zu tun haben.

....

....

Ich schreibe mir mindestens drei verschiedene Aktivitäten, Beschäftigungen oder Zeitvertreibe auf, die mir Freude machen, nur sehr wenig kosten und nichts mit dem PC zu tun haben.

....

....

Welche der genannten Aktivitäten, Beschäftigungen oder Zeitvertreibe möchte in den nächsten zwei Wochen auf jeden Fall machen oder ausprobieren?

....

Was ist für mich und was bedeutet für mich Lebensenergie – außerhalb der PC-Welt?

....

Aus welchen Lebensbereichen bekomme ich die meiste Lebensenergie – außerhalb der PC-/Internet-Aktivität?

....

9 Die Familie und der Computer

Wie die Familie oder die Partnerschaft helfen können auf dem Weg
aus dem krankhaften Umgang mit PC und Internet

> » Alle glücklichen Familien sind einander ähnlich,
> aber jede unglückliche Familie ist auf ihre besondere Art unglücklich. «
> *Leo Tolstoi*

Die Familien, die einen Angehörigen in ihrer Mitte haben, der oder die krankhaft mit
PC und Internet umgeht, leiden zweifellos an dem Problem. Dies gilt auch dann, wenn
die anderen Familienmitglieder keine Schwierigkeiten mit PC und Internet haben.
Oft wehren sich die Familien aber dagegen, psychotherapeutische Hilfe in Anspruch
zu nehmen. Das Problem wird dann oft zu lange in der Familie verleugnet. »Das übt
doch die Augen-Hand-Koordination.«, »Das wird doch heute überall gebraucht in der
Berufswelt.«, »Solange er zu Hause am PC sitzt, macht er wenigstens draußen keine
dummen Sachen.« Solche Sätze sind oft auf Informationsveranstaltungen zu hören,
die für die Familien Betroffener veranstaltet werden. Es scheint, als ob Angehörige
nicht selten so lange fest die Augen vor dem Problem zumachen, bis es wirklich nicht
mehr anders geht als es zu registrieren: »Da stimmt was nicht. Unser Sohn, unsere
Tochter, mein Mann braucht Hilfe.« Vielleicht liegt es daran, dass dabei immer auch
im Raum steht: Mit unserem Familienleben stimmt etwas nicht. Und das einzugestehen, das kostet viel Überwindung.

In der Regel üben Partner oder Partnerinnen eines Betroffenen weniger an der falschen Stelle Toleranz als die Eltern von jemandem, der krankhaft mit PC und Internet
umgeht. Wichtig ist, das Problem anzusprechen, es nicht zu verleugnen oder zu beschönigen. Wir geben in diesem Kapitel Tipps, wie Sie das Problem am besten ansprechen können.

Beispiel

Gespräch mit der Mutter eines Betroffenen

Therapeutin:	Frau Meier, ich wollte mit Ihnen über die Art und Weise reden, wie Ihr Sohn mit PC und Internet umgeht. Vielleicht können Sie und ich gemeinsam versuchen, ihm zu helfen, das Problem zu lösen. Sind Sie dazu bereit?
Mutter:	Er ist eigentlich ein guter Junge. Nur in der Pubertät, da ist das mit dem Computer so eskaliert.
Therapeutin:	Das klingt so, als ob Sie glauben, dass das Problem sich auswächst.
Mutter:	Na ja, wir haben ja schon alles versucht, sogar den PC habe ich in mein Schlafzimmer gestellt, damit er nicht mehr dran kommt, aber

> das nutzt ja alles nichts. Wenn er sich mal verlieben würde, dann wird sich das bestimmt geben.
>
> Therapeutin: Das ist Ihre Hoffnung. Aber was spricht denn bei Lichte betrachtet dafür, dass das Problem sich auf diese Weise quasi von selbst löst?
>
> Mutter: Na ja, er ist ja schon 22 Jahre alt und eigentlich raus aus der Pubertät. Das stimmt schon und es wird eher immer schlimmer. Aber was soll ich denn tun? Ich habe doch schon alles probiert, sogar geohrfeigt habe ich ihn. Das wollte ich aber nicht, ich hasse körperliche Gewalt. Da lass ich ihn lieber spielen. Ich weiß nicht, was ich noch tun könnte.
>
> Therapeutin: Ich könnte Ihnen Einiges aufzeigen, was Sie tun könnten. Würden Sie das gerne hören?
>
> Mutter: Ja, schon. Was könnte ich tun?

Die Therapeutin versucht hier, die Mutter zu einer angemessenen Sicht auf das Problem zu gewinnen und bereitet die Einbeziehung der Mutter in die Therapie vor. Dabei werden drei Hauptziele verfolgt:

(1) den Verzicht des Betroffenen auf den krankhaften Umgang mit PC und Internet zu unterstützen,
(2) dessen Therapiemotivation zu festigen und
(3) die verdeckt wirkenden Mechanismen in der Familie oder Partnerschaft aufzulösen, die zu dem krankhaften Umgang mit PC und Internet beitragen.

Eine wesentliche Rolle spielt die Art und Weise, wie die Familie miteinander spricht und umgeht. In der Regel wird lange auf den Betroffenen eingeredet, es werden ihm heftige Vorwürfe gemacht, manchmal wird das Internet abgemeldet ohne zu bedenken, dass die Schwierigkeit nicht mit Hauruck-Methoden gelöst werden kann. Viel zu selten wird das Problem des Familienmitglieds als Problem der Kommunikation in der Familie gesehen. Dabei kann eine Veränderung der Art und Weise, wie die Familie mit sich und dem Betroffenen umgeht, ein Menge Positives bewirken. Hier folgen Kommunikationsregeln, die die Psychotherapeutin empfiehlt und bei deren Umsetzung sie in der Arbeit mit Angehörigen hilft:

Fassen Sie sich kurz — keine langen Monologe

Sagen Sie das, was Sie sagen möchten kurz, klar, mit persönlicher Betroffenheit und ohne lange Erklärungen. Erklären Sie stattdessen Ihren Standpunkt (als »Ich-Botschaft«) auf die richtige Weise, und zwar nach dem folgenden Bauplan:

(1) Beschreiben Sie den Sachverhalt, der Sie stört (ohne zu werten), z. B. so:
    »Wenn du so lange am Computer sitzt, …«
(2) Benennen Sie eine negative Konsequenz daraus auf einer sachlichen Ebene:
    »… dann haben wir kein Abendessen mehr gemeinsam …«
(3) und benennen Sie Ihre persönliche Betroffenheit auf einer emotionalen Ebene
    »… und das macht mich traurig.«

Der dritte Schritt des Bauplans ist der schwierigste, denn dort müssen Sie den Freimut haben, Ihre Gefühle in einen Zusammenhang mit dem Verhalten des anderen zu bringen. Und dies ohne Vorwürfe zu machen, ohne zu schimpfen, den anderen herabzusetzen oder lächerlich zu machen. Die Ich-Botschaft heißt so, weil Sie von sich reden sollen und nicht vom anderen, dem Du. Damit bauen Sie Brücken im Gespräch von Ihnen zum anderen: Das, was am meisten trägt und besten verbindet, ist das Benennen Ihres Gefühls, das Sie in den für Sie zutreffenden sachlichen Zusammenhang stellen. Sie geben damit dem anderen Gelegenheit mitzudenken, die Welt mit Ihren Augen zusehen. Sie eröffnen sich damit die Chance, dass Sie auch verstanden werden.

Wünsche an den anderen formulieren – kein Tadel, keine Vorwürfe, kein Schimpfen, keine Vorhaltungen, was alles nicht klappt und schief läuft

Vorwürfe, Anklagen, Schuldzuweisungen, Beschimpfungen verbauen den Weg zum anderen. Sie wirken wie Straßensperren im Dialog. Es mag sein, dass Sie sich voller Wut und Zorn fühlen und am liebsten Ihrem Ärger freien Lauf lassen würden. Tun Sie das, aber am richtigen Ort, und das ist sicher nicht das Gespräch mit Ihrem Angehörigen, wenn Sie ihm helfen wollen, zum richtigen Umgang mit PC und Internet zurückzufinden. Entlasten Sie sich im Gespräch mit einem Freund oder einer Vertrauten, zeigen Sie dort Ihre Wut. Im Gespräch mit dem Angehörigen selbst sollten Sie ruhig bleiben können, ruhig genug, um Ihre Wünsche ausdrücken zu können. Was bedeutet das? Sie sollten so formulieren, dass deutlich wird, was Sie sich wünschen. Sie sollten vermeiden, vor Augen zu führen, was alles nicht funktioniert, z. B. »Du versaust dir deine Zukunft; so kriegst du nie eine Freundin; du setzt unsere Partnerschaft aufs Spiel …«.

Stattdessen sollten Sie sich folgendermaßen ausdrücken: »Du hast viel Nachsicht mit anderen, das könnte dir bei der Berufswahl helfen; du kannst dich ruhig mal unter Mädchen im richtigen Leben umsehen, ich finde, du hast viel, was für dich spricht; ich möchte an unserer Partnerschaft arbeiten, mir liegt viel daran.«

Wie Sie *nicht* formulieren sollten: »Ich ertrage das nicht, wie du dein Leben langsam den Bach runtergehen lässt wegen den blöden Spielen im Computer.«

Wie Sie formulieren sollten: »Ich finde es immer schön, wenn du mitisst bei den Familienmahlzeiten. Du kannst für gute Stimmung sorgen, wenn du nicht spielst oder in Gedanken damit beschäftigt bist.«

Gesprächssperren. In der folgenden Sammlung der Gesprächssperren sind Formulierungen aufgeführt, die Sie im Gespräch mit Ihrem Angehörigen unterlassen sollten. Wenn Sie die Straßensperren im Gespräch vermeiden und stattdessen in der positiven Weise formulieren, verhindern Sie, dass Ihr Angehöriger gleich in eine Abwehrhaltung geht und Ihnen gar nicht zuhört, sondern sich nur verteidigen will. Am besten suchen Sie das gemeinsame Gespräch zusammen mit der Psychotherapeutin Ihres Angehörigen. Die kann Ihnen dabei behilflich sein.

9

Gesprächssperren im Konfliktgespräch wirken wie Straßensperren: Sie kommen damit nicht weiter	
Gesprächssperre	**Beispiel**
(1) Befehlen, anordnen, bestimmen	»Du musst …«, »Du sollst …«
(2) Warnen, drohen	»Wenn du so weitermachst, dann …«
(3) Moralisieren, predigen, an die Pflicht erinnern	»Es wäre besser, wenn …«, »Warum warst du so leichtsinnig, dass …«
(4) Belehren	»Darin liegt ja dein Irrtum, dass …«, »Es ist dir doch klar, dass …«
(5) Urteilen, kritisieren, missbilligen, zurückweisen	»Du täuschst dich …«, »Das gefällt mir nicht …«
(6) Beschimpfen	»Du Idiot«
(7) Interpretieren, diagnostizieren, analysieren	»Dein Problem ist, dass wir dich zu sehr verwöhnt haben …«
(8) Ausfragen	»Warum hast du …?«, »Wieso …?«
(9) Ablenken, verniedlichen, humorvoll darüber hinweggehen	»Fehler sind da, um gemacht zu werden …«, »Wir haben früher andere Dinge angestellt …«

Nach: Thomas Gordon

Einen Teil der Verantwortung übernehmen

Seien Sie in dem Gespräch bereit, sich auch an die eigene Nase zu fassen. Es geht dabei nicht um Schuld oder Unschuld. Das ist der falsche Ansatz. Sie stehen nicht vor Gericht. Die Frage sollte sich nach den Anteilen Einzelner an dem Problem richten: Wenn in einer Familie etwas schief läuft und ein Familienmitglied sich in den virtuellen Welten verliert, dann hat das auch etwas mit dem Familienleben zu tun. Seien Sie beherzt, fragen Sie sich, was passiert sein könnte, unmerklich und von niemandem absichtlich herbeigeführt. Stellen Sie diese Frage im Angehörigengespräch mit der Psychotherapeutin. Perspektiven können sehr unterschiedlich sein:

Eltern über einen Patienten	Patient über sich selbst
Immer glücklich	Oft deprimiert und ängstlich
lebhaft und heiter	nur Maske
Keine Disharmonie in der Familie	Absolute Disharmonie

Eltern über einen Patienten	Patient über sich selbst
Hielten ihn nic am Gängelband	Versuchten, mein Leben zu beherrschen
Er hat seine eigene Meinung	Ich kenne die gar nicht
Nach Ronald D. Laing	

Die Psychotherapeutin hilft, dass sich gegenseitig verstanden wird.

Die Hand zur Hilfe ausstrecken

Zeigen Sie Ihrem Angehörigen, dass Sie ihm wirklich helfen wollen. Fragen Sie ihn, was Sie tun können. Tun Sie dies freundlich und nicht von oben herab, ohne Anklagen und Bitterkeit. Fragen Sie die Psychotherapeutin, welche Ideen sie zu dieser Frage hat. Besprechen Sie die Vorschläge mit Ihrem Angehörigen.

Machen Sie das Beste aus Ihrem Familienleben

Fragen Sie sich, ob Sie etwas tun können, damit andere das, was diese glücklich macht, eher erreichen. Diese Empfehlung gilt natürlich nicht, wenn das scheinbare Glück Ihres Angehörigen immer noch nur in der PC-/Internet-Aktivität liegen sollte, aber sehr wohl für dessen Aktivitäten in der Realität, die ihn oder sie früher einmal glücklich gemacht haben, oder die es neu zu entdecken gilt. Wenn Sie der oder die Betroffene sind, dann stellen Sie sich die Frage für Ihre Angehörigen, die vermutlich schon sehr unter Ihrer PC-/Internet-Problem gelitten haben. Denken Sie darüber nach: Je mehr Freude Sie einem anderen Menschen ermöglichen, desto größer ist die gemeinsame Freude.

Versuchen Sie, die positiven Aspekte an Ihren Aufgaben in Familie und Partnerschaft zu entdecken. Wenn Ihnen gar nichts Positives einfällt, dann belohnen Sie sich dafür, dass Sie diese erledigt haben – natürlich nicht mit PC-/Internet-Aktivitäten. Wenn Sie etwas im Haushalt machen sollen, hören Sie Musik dabei, die Ihnen gefällt. Wenn Sie den Rasen mähen sollen, stellen Sie sich vor, welchen Fitness-Gewinn Sie automatisch davon haben werden. Vielleicht gehen Sie zur Belohnung mal in ein Theater oder in eine Sauna, wenn Sie das gerne mögen.

Machen Sie Ihrem Ärger Luft. Äußern Sie Ihre Wut direkt. Sagen Sie den anderen, worüber und weshalb Sie wütend sind. Tun Sie das in einer angemessenen Weise, die Sie bei Ihrer Psychotherapeutin lernen können. Schauen Sie sich noch einmal genau das Kapitel 4 *Gefühl und Verstand – wir brauchen beides* an und bearbeiten Sie dort das Material.

Haben Sie eine gute Zeit miteinander. Anders als in PC und Internet bedeutet gute Zeit Kontakt in Echtzeit, d. h. machen Sie zusammen einen Ausflug, gehen Sie ins Kino und reden Sie nachher über den Film, machen Sie es sich zur Gewohnheit, am

Wochenende ein liebevoll zubereitetes Frühstück an einem schön gedeckten Tisch zu haben (das muss nicht teuer sein), lachen Sie miteinander, besuchen Sie jemanden, den Sie alle mögen, laden Sie jemanden ein, den Sie alle mögen. Wenn Sie oft zusammen eine gute Zeit haben, wird das PC-/Internet-Problem zurückgedrängt. Garantiert.

Glauben Sie an Ihren Angehörigen. Führen Sie sich seine oder Ihre Stärken vor Augen, die trotz aller Probleme da sind, wenn auch verschüttet durch zu viel PC und Internet.

> **Beispiel**
>
> Einstein konnte bis er neun Jahre alt war, nicht richtig fließend sprechen. Bevor er ein genialer Physiker wurde, hielten ihn seine Eltern für geistig behindert.

Haben Sie Mut zur Psychotherapie! Gehen Sie eher heute als morgen hin. Im nächsten Kapitel steht, wo Sie Hilfe bekommen.

Literatur zum Weiterlesen

▶ Wolfgang Bergmann & Gerald Hüther (2009). Computersüchtig. Weinheim: Beltz.
▶ Klaus Dörner, Ursula Plog, Christine Teller & Frank Wendt (2006). Irren ist menschlich. Bonn: Psychiatrie-Verlag.
▶ Thomas Gordon (1994). Familienkonferenz. München: Heyne.
▶ Sabine Grüsser & Ralf Thalemann (2006). Computerspielsüchtig. Bern: Huber.

10 Wo finden Sie Hilfe?

Wir listen in diesem Kapitel Anlaufstellen auf, die Ihnen weiterhelfen, wenn Sie auf der Suche nach einem ambulanten oder stationären Psychotherapieplatz sind. Außerdem haben wir Beratungsstellen, Ambulanzen und Selbsthilfeportale aufgeführt. Die Auflistung erhebt nicht den Anspruch auf Vollständigkeit. Wir haben die Anlaufstellen aufgeführt, die wir aus der Zusammenarbeit kennen. Wir nehmen gerne weitere Adressen auf (Kontakt: pschuhler@ahg.de).

Ambulante Psychotherapie

Unter folgender Internetadresse finden Sie Psychotherapeutinnen und Psychotherapeuten in Ihrer Region mit den jeweiligen Spezialisierungen:
http://www.psych-info.de

Kliniken für psychische und psychosomatische Erkrankungen und Suchterkrankungen, die sich auf den krankhaften PC-/Internet-Gebrauch spezialisiert haben

► AHG Klinik Münchwies
Turmstraße 50–58
66540 Neunkirchen-Münchwies
http://www.ahg.de/AHG/Standorte/Muenchwies/
Kontakt: pschuhler@ahg.de
► Fachkrankenhaus Nordfriesland
Krankenhausweg 3
25821 Bredstedt
http://fklnf.de
► AHG Klinik Schweriner See
Am See 4
19069 Lübstorf
http://www.ahg.de/AHG/Standorte/Schweriner_See/index.html
Kontakt: bsobottka@ahg.de
► AHG Klinik Hardberg
Ernst-Ludwig-Straße 1
64747 Breuberg-Sandbach
(behandelt Patienten ab 16 Jahren)
http://www.ahg.de/AHG/Standorte/Hardberg/

10

Beratungsstellen und Ambulanzen, die Hilfe bei Problemen mit PC und Internet anbieten

▶ **Fachverband Glücksspielsucht (fags) e. V.**
http://www.gluecksspielsucht.de

▶ **Fachverband Medienabhängigkeit**
www.fv-medienabhaengigkeit.de/hilfe-finden.html

▶ **Stiftung Medien- und Onlinesucht**
http://www.stiftung-medienundonlinesucht.de

▶ **Ludwig-Maximilians-Universität München in Augsburg**
http://www.bkh-augsburg.de/onlinesucht

▶ **Caritas Berlin**
Kontakt: jwlachojiannis@caritas-berlin.de

▶ **Gesundheitsamt Bottrop Sozialpsychiatrischer Dienstag**
http://www.bottrop.de

▶ **Kompetenzzentrum Mediensucht Calw**
Kontakt: fs-calw@bw-lv.de

▶ **Kompetenzzentrum für Online-Spielsucht Darmstadt**
http://www.oss-darmstadt.de

▶ **Fachstelle Computerspielsucht Düsseldorf**
http://www.diakonie-duesseldorf.de/Computerspielsucht.90.0.html?&tr=tt

▶ **Zentrum für Abhängigkeitserkrankungen Alexianer Suchtberatung Duisburg**
http://www.kirche-moers.de

▶ **Spieler-Sprechstunde der Verhaltenstherapie-Ambulanz im Universitätskrankenhaus Eppendorf, Hamburg**
Telefon 040/428034494

▶ **Diakonie Fachstelle für Sucht und Suchtprävention Georgsmarienhütte/Osnabrück**
http://www.suchtberatungsstelle.de

▶ **Caritas Drogenberatung Fachstelle für Suchtvorbeugung Gütersloh**
http://www.caritas-guetersloh.de

▶ **Diakonisches Werk Jugend- und Drogenberatung Hanau**
http://www.suchtnetz.de

▶ **Arbeitsgruppe Medien- und Glücksspielabhängigkeit der Medizinischen Hochschule Hannover**
Telefon 0511/5323179

▶ **Diakonisches Werk der Evangelisch-Lutherischen Landeskirche Hannover**
http://www.diakonie-hannovers.de

▶ **Return-Fachstelle für exzessiven Medienkonsum Hannover**
http://www.neuesland-return.de

▶ **Klinik für Kinder- und Jugendpsychiatrie Hellersdorf**
http://www.computersuchthilfe.info

▶ **Kompetenzzentrum Mediensucht Karlsruhe/Bruchsal**
Kontakt: fs-bruchsal@bw-lv.de

- ▶ **Diakonisches Werk Kassel**
  http://www.dw-kassel.de/suchtberatung
- ▶ **Jugend- und Drogenberatungsstelle Kehl**
  http://www.bw-lv.de
- ▶ **Suchthilfe der Evangelischen Stadtmission Kiel**
  http://www.stadtmission-kiel.de
- ▶ **Drogenhilfe – Fachstelle für Suchtprävention Köln**
  http://www.websucht.info
- ▶ **Drogenhilfe Lahr**
  Kontakt: drogenhilfe-lahr@bw-lv.de
- ▶ **DROBS Lüneburg Fachstelle für Sucht und Suchtprävention**
  http://www.drobs-lueneburg.de
- ▶ **Ambulanz für Behandlung von Computerspiel- und Internetsucht der Universität Mainz**
  http://www.verhaltenssucht.de
- ▶ **Sucht- und Drogenberatungsstelle Marburg**
  http://www.suchtmr.de
- ▶ **Evangelische Suchtkrankenhilfe Mecklenburg-Vorpommern**
  Telefon 0385/5213141
- ▶ **Diakonisches Werk Drogenhilfe Moers**
  http://www.drogenhilfe-moers.de
- ▶ **Psychotherapie-Ambulanz der Universität Münster**
  http://www.psy.uni-muenster.de/pta/
- ▶ **LWL-Klinik Münster Suchtambulanz**
  http://www.lwl.org/klinik_muenster.de
- ▶ **Jugend- und Drogenberatungsstelle Offenburg**
  http://www.bw-lv.de
- ▶ **Kompetenzzentrum Mediensucht Ortenau**
  Kontakt: drobs-kehl@bw-lv.de
- ▶ **Diakonisches Werk Fachstelle für Sucht und Suchtprävention Osnabrück**
  http://www.evangelische-beratung.de
- ▶ **Anlaufstelle für Kinder und Jugendliche in Konfliktsituationen – Lobby Paderborn**
  Kontakt: lobby@caritas-pb.de
- ▶ **Diakonie Reutlingen**
  Kontakt: psb@kirche-reutlingen.de
- ▶ **Arbeiterwohlfahrt Beratungsstelle »Phoenix« – Beratung gegen die Ausbeutung von Jungen – im Fall sexueller Gewalt in der Vorgeschichte des krankhaften PC-/Internet-Gebrauchs – Saarbrücken**
  Kontakt: spnphoenix@lvsaarland.awo.org
- ▶ **Mediensuchtberatung Schwäbisch-Gmünd**
  Telefon 07171/605560

10

▶ **Kompetenzzentrum und Beratungsstelle für exzessive Mediennutzung und Medienabhängigkeit Schwerin**
Kontakt: mediensuchtberatung@suchthilfe-mv.de

▶ **Fachstelle für Glücksspiel- und Medienkonsum Stuttgart**
http://www.eva-stuttgart.de

▶ **Universitätsklinik für Psychiatrie und Psychotherapie Tübingen**
Internetsucht-Sprechstunde

▶ http://www.medizin.uni-tuebingen.de

▶ **Die Tür – Suchtberatung Trier**
Telefon 0651/170360

▶ **Arbeitskreis gegen Spielsucht Unna**
http://www.ak-spielsucht.de

▶ **Kompetenzzentrum Mediensucht Villingen-Schwenningen**
Kontakt: fs-sbk@bw-lv.de

Selbsthilfe bei Problemen mit PC und Internet

▶ **Initiative zur Verhinderung von Mediensucht durch aktives Handeln**
http://www.aktiv-gegen-mediensucht.de

▶ **Für Betroffene und Angehörige**
http://www.onlinesucht.de
http://www.rollenspielsucht.de

▶ **Selbsthilfebüro der Stadt Würzburg (für Angehörige)**
Telefon 0931/37-3706

Stand: April 2011

Literatur zum Weiterlesen
Beratungsführer

▶ Deutsche Arbeitsgemeinschaft für Jugend- und Eheberatung e. V. (Hrsg.). (2008). Die Beratungsstellen in Deutschland – Ihre Leistungen, ihre Träger, ihre Anschriften. Detmold: Merkur Druck.

▶ Kay Uwe Petersen & Rainer Thomasius (2010). Beratungs- und Behandlungsangebote zum pathologischen Internetgebrauch in Deutschland. Lengerich: Pabst.

Literatur

Heubrock & Petermann, F. (2008). Kurzfragebogen zur Erfassung von Aggressivitäts-faktoren K-FAK. Manual. Göttingen: Hogrefe.

Horowitz, L.M., Strauß, B. & Kordy, H. (2000). Inventar zur Erfassung interpersoneller Probleme IIP. Göttingen: Testzentrale.

Koppenhöfer, E. (2004). Kleine Schule des Genießens. Lengerich: Pabst.

Lasko, W & Seim, I. (2002). Die WoW Präsentation. Wiesbaden: Gabler.

Lindenmeyer, J. (2010). Lieber schlau als blau (8. Aufl.). Weinheim: Beltz.

Luft, J. & Ingham, H. (1995). The Johari Window. Los Angeles: University of California.

Millon, T. (1996). Disorders of Personality. DSM-IV and Beyond. New York: Wiley.

Oldham, J.M. & Morris, L.B. (2010). Ihr Persönlichkeitsporträt. Eschborn: Klotz.

Petry, J. (2010). Dysfunktionaler und pathologischer PC- und Internet-Gebrauch. Göttingen: Hogrefe.

Rheinberg, F.; Vollmeyer, R. & Engeser, S. (2003) Die Erfassung des Flow-Erlebens. Institut für Psychologie. Universität Potsdam. www.psych.uni-potsdam.de/people/rheinberg/.../Flow-FKS.pdf.

Schmitz, B., Schuhler, P., Handke-Raubach, A. & Jung, A. (2001). Kognitive Verhaltenstherapie bei Persönlichkeitsstörungen. Lengerich: Pabst.

Schuhler, P. & Vogelgesang, M. (2012). Pathologischer PC-/Internet-Gebrauch. Eine Therapieanleitung. Göttingen: Hogrefe.

Schulz v. Thun, F. (2011). Miteinander reden. Hamburg: rororo.

Schütz, A. & Selin, I. (2006). MSWS Multidimensionale Selbstwertskala. Göttingen: Testzentrale.

Verzeichnis der Arbeitsmaterialien

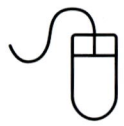 # Hinweise zu den Online-Materialien

Sie können alle im Buch aufgeführten Arbeitsblätter, das Bildmaterial und Fragebogen sowie viel zusätzliches Material über unsere Internetseite (http://www.beltz.de) aufrufen und ausdrucken. Sie kommen zu den Materialien, indem Sie auf die Seite des Titels gehen, den Link zu den Materialien anklicken und dann folgendes Passwort eingeben: **6CChv9Wa** (Groß- und Kleinschreibung beachten). Dann können Sie die gewünschten Arbeitsmaterialien öffnen und die pdf-Dateien über die Druckfunktion des Browsers ausdrucken. Wenn Sie die Seite schließen, kommen Sie zurück zur Inhaltsübersicht.

Sachwortverzeichnis

Abhängigkeit – Ursachen und Therapie verständlich erklärt

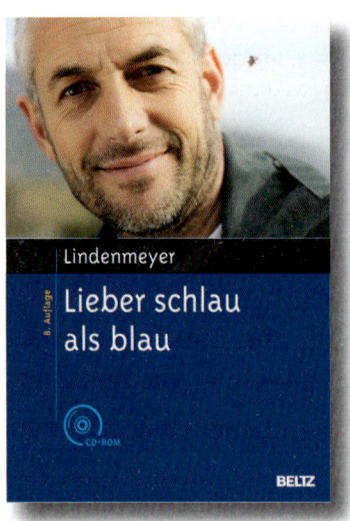

Johannes Lindenmeyer
Lieber schlau als blau
Entstehung und Behandlung
von Alkohol- und Medikamenten-
abhängigkeit.
Mit CD-ROM.
8., überarbeitete Auflage 2010
X, 262 Seiten. Gebunden
ISBN 978-3-621-27695-5

Zu Beginn einer Therapie fühlen sich Alkohol- und Medikamentenabhängige oft hoffnungslos überfordert. Mit gezielter Aufklärung leistet dieses Buch Orientierungshilfe in der härtesten Phase der Behandlung.

Wie entsteht Abhängigkeit? Wie sehen erste Therapieschritte aus? Was tun, wenn man rückfällig wird? Auf diese und weitere Fragen gibt »Lieber schlau als blau« in leicht verständlicher und anschaulicher Weise Antwort. Jedes Kapitel führt zu einem Fragebogen, der die Betroffenen zum Nachdenken über ihre Abhängigkeit und den Therapieprozess anregt. Der Therapeut erhält Strukturierungshilfen für die ersten (für den Behandlungserfolg oft entscheidenden) Therapiestunden.

Die Cartoons sowie der gut lesbare Text machen aus diesem Buch – trotz seiner ernsten Thematik – eine abwechslungsreiche Lektüre, die auch Angehörigen den nötigen Durchblick für den Umgang mit Abhängigen gibt.

Die CD-ROM enthält alle Fragebogen zum Ausdrucken – außerdem fünf zentrale Kapitel als Vorträge des Autors (zur Präsentation mit Beamer in Selbsthilfegruppen oder Suchtkliniken geeignet). Die Fragebogen stehen ebenfalls als Online-Materialien zur Verfügung.

Verlagsgruppe Beltz · Postfach 100154 · 69441 Weinheim · www.beltz.de

Selbstbewusst und kompetent auftreten

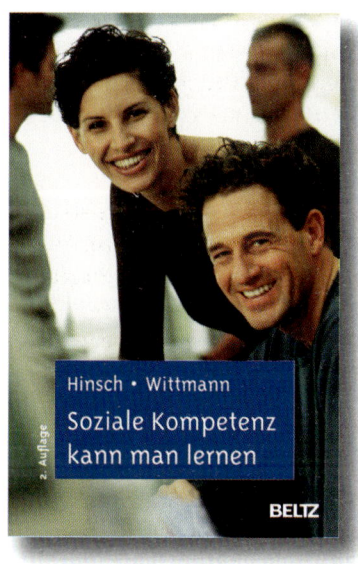

Rüdiger Hinsch • Simone Wittmann
**Soziale Kompetenz
kann man lernen**
Anleitung zum »besseren« Leben
2., überarb. Aufl. 2010
240 Seiten. Gebunden
ISBN 978-3-621-27624-5

Soziale Kompetenz bedeutet, seine Rechte durchzusetzen, soziale Beziehungen positiv zu gestalten und die Sympathien der Mitmenschen zu gewinnen — viele Menschen haben allerdings an irgendeiner Stelle Schwierigkeiten, die sie im Umgang mit anderen Menschen hemmen. Aber: Soziale Kompetenz kann man lernen!

Selbstbewusst und kompetent auftreten –
in drei Schritten lernen Sie,
▶ Ihre Rechte durchzusetzen,
▶ bestehende Beziehungen zu Lebenspartnern und Freunden befriedigend zu gestalten,
▶ neue Kontakte herzustellen und zu pflegen.

Zahlreiche Beispiele, Fragebögen und klare Regeln helfen bei der Umsetzung.

Verlagsgruppe Beltz • Postfach 100154 • 69441 Weinheim • www.beltz.de

Hilfe zur Selbsthilfe

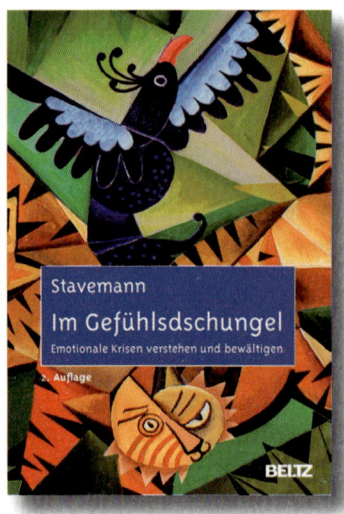

Harlich H. Stavemann
Im Gefühlsdschungel
Emotionale Krisen verstehen
und bewältigen
Mit Online-Materialien
2. Auflage 2010.
360 Seiten. Gebunden
ISBN 978-3-621-27630-6

Ob Minderwertigkeitskomplexe, Schwarzmalerei oder Panikgedanken — die meisten kennen die damit verbundenen krank machenden Denkmuster und die daraus resultierenden negativen Gefühle.

Aber was tun, wenn diese Gefühle den Alltag beherrschen? In diesem Buch finden Sie Wege aus dem Gefühlsdschungel:
▶ Sie erfahren durch zahlreiche Fallbeispiele, wie unser Denken das Gefühlsleben und Verhalten bestimmt.
▶ Sie finden heraus, zu welchen typischen Denkmustern Sie selbst neigen, woran Sie unangemessene und krank machende Muster erkennen und wie Sie sie loswerden.
▶ Konkrete Tipps und Übungen helfen Ihnen, die gewonnenen Einsichten für eigene Veränderungsziele zu nutzen, sie zu planen und zu erreichen.

Harlich H. Stavemann arbeitet seit 1979 als Psychotherapeut und Ausbilder für Kognitive Verhaltenstherapeuten.

Verlagsgruppe Beltz · Postfach 100154 · 69441 Weinheim · www.beltz.de